CONTRIBUTION A L'ÉTUDE

DE LA

MALADIE BRONZÉE D'ADDISON

PAR

Le Dr F.-J.-O. GUERMONPREZ,

Ex-interne des hôpitaux de Lille,
Externe des hôpitaux de Paris,
Ex-chef de clinique à l'Ecole préparatoire de médecine et de pharmacie de Lille,
Lauréat de la même Ecole
Et de la Société de médecine du Nord de la France.

PARIS

V. ADRIEN DELAHAYE et Cie, LIBRAIRES-ÉDITEURS

PLACE DE L'ÉCOLE-DE-MÉDECINE.

1875

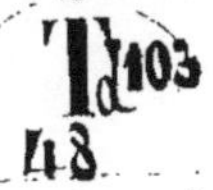

CONTRIBUTION A L'ÉTUDE

DE LA

MALADIE BRONZÉE D'ADDISON

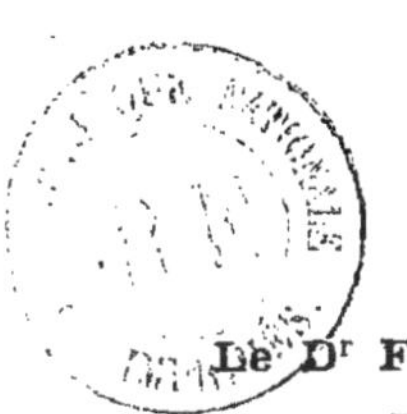

PAR

Le Dr F.-J.-O. GUERMONPREZ,

Ex-interne des hôpitaux de Lille,
Externe des hôpitaux de Paris,
Ex-chef de clinique à l'Ecole préparatoire de médecine et de pharmacie de Lille,
Lauréat de la même Ecole
Et de la Société de médecine du Nord de la France.

PARIS
V. ADRIEN DELAHAYE et Cie, LIBRAIRES-ÉDITEURS
PLACE DE L'ÉCOLE-DE-MÉDECINE.

1875

A MON PÈRE, A MA MÈRE

A MES PROCHES

A TOUS CEUX A QUI JE DOIS DE LA RECONNAISSANCE

Guermonprez.

A LA MÉMOIRE

DE M. L'ABBÉ PIERRE-FRANÇOIS CRÈVECŒUR,
Chanoine d'Arras et de Fréjus,
Fondateur et supérieur de l'Institution libre de Marcq.

A TOUS MES ANCIENS PROFESSEURS DE MARCQ

A M. LE Dr CAZENEUVE

A M. LE Dr J. PARISE

A LA MÉMOIRE DE M. LE Dr CHRESTIEN

A MM. JOIRE, PILAT, WINTREBERT ET PETIT

A MES MAITRES DE L'ÉCOLE DE MÉDECINE
ET DES HOPITAUX DE LILLE

A MM. LABADIE-LAGRAVE, HOMOLLE, BOURDON
HANOT, DURET ET PIERRET

A MES AMIS

A M. LE Dr MICHAUX,
Ancien président de la Société de médecine de la Moselle.
Chirurgien en chef de l'hôpital de Metz.
Chevalier de la Légion d'honneur.

A MON PRÉSIDENT DE THÈSE

M. LE PROFESSEUR E. CHAUFFARD,

Inspecteur général de l'enseignement supérieur pour l'ordre de la médecine,
Membre de l'Académie de médecine,
Officier de la Légion d'honneur.

A M. LE Dr ALPHONSE GUÉRIN,

Chirurgien de l'Hôtel-Dieu,
Membre de l'Académie de médecine,
Ancien président de la Société de chirurgie,
Membre du Conseil de surveillance de l'Assistance publique,
Commandeur de l'Ordre pontifical de Pie IX,
Officier de la Légion d'honneur.

A M. LE Dr CONSTANTIN PAUL,

Professeur agrégé libre à la Faculté de Paris,
Médecin de l'hôpital Saint-Antoine,
Secrétaire général de la Société de thérapeutique,
Chevalier de la Légion d'honneur et de l'Ordre de Léopold.

A M. LE Dr LÉON LABBÉ

L'étude de la maladie bronzée d'Addison, à laquelle nous voulons contribuer par ce modeste travail, présente encore bien des obscurités que de nombreux et importants travaux, récemment publiés, n'ont pas fait disparaître. Nous n'avons nullement la prétention d'éclairer les points obscurs, de compléter les notions douteuses. La coïncidence de trois cas observés presque en même temps à l'Hôtel-Dieu, à la Charité et à Necker, les nombreux points de similitude de ces trois cas et surtout la rareté ordinaire de cette maladie, sont les motifs qui nous ont engagé à présenter ce travail comme thèse inaugurale. Nous remercions M. le professeur Chauffard de nous en avoir suggéré l'idée. Nous remercions aussi M. Cornil et M. Hayem du précieux concours qu'il nous ont accordé pour tout ce qui touche aux études histologiques afférentes à la question.

CONTRIBUTION A L'ETUDE

DE LA

MALADIE BRONZÉE D'ADDISON

En mai 1855, THOMAS ADDISON publiait à Londres un travail intitulé : *Les effets généraux et locaux des maladies des capsules surrénales.*

Il y décrivait une maladie caractérisée pendant la vie par une cachexie profonde et une coloration bronzée des téguments, correspondant sur le cadavre à des altérations diverses des capsules surrénales. Ce travail, qui révélait une véritable découverte, provoqua les recherches de tout le monde médical.

A la fin de 1856, HUTCHINSON, en Angleterre, réunissait 25 observations dans lesquelles la coloration bronzée de la peau coïncidait avec les altérations des capsules surrénales. A la même époque, SECOND FÉRÉOL et MALHERBE, en France, publiaient des observations analogues dans la *Gazette des Hôpitaux* et dans la *Gazette hebdomadaire*, et TROUSSEAU portait la question devant l'Académie en présentant une observation semblable. Pendant cette même année METTENHEIMER en Allemagne et

Mingoni en Italie, publiaient de nouveaux cas en même temps que Ranking, Taylor et Monro en publiaient d'autres aux États-Unis.

C'est vers cette époque que *MM. Imbert Gourbeyre* et *Laquille* cherchèrent à démontrer que la maladie bronzée d'Addison répond à la description de l'ictère noir des anciens. La maladie bronzée d'Addison n'en demeure pas moins pour tous les médecins une espèce morbide distincte, et l'honneur de sa découverte est encore attribuée à Thomas Addison.

Cette découverte en pathologie provoqua des recherches en physiologie. Des expériences de *Brown-Séquard* faites à cette époque, il résulte : 1° que les capsules surrénales sont indispensables à la vie ; 2° que les animaux qui succombent toujours et rapidement après l'amputation des capsules surrénales présentent une augmentation notable de pigment et des accumulations de pigment dans divers organes.

De l'étude de la maladie cachectique avec peau bronzée on passa bientôt à celle des maladies des capsules surrénales. Addison lui-même avait reconnu qu'une maladie de la capsule même de longue durée peut ne pas se traduire pendant la vie par l'ensemble symptomatique qu'il avait décrit. Lui-même en a publié la première observation dans le *Medical Times and Gazette*. D'autres médecins publièrent des observations semblables.

A la même époque, de nouvelles expériences faites sur les animaux par des physiologistes différents concordent pour démontrer 1° que les capsules surrénales ne sont nullement indispensables à la vie ; 2° que l'ablation de ces organes ne provoque pas la production de pigment chez les animaux affectés d'albinisme. Après de nouvelles expériences *M. Brown-Séquard* maintient les conclusions de son premier travail avec quelques modifications.

Dès ce moment la critique s'empare des observations antérieurement publiées; de nombreux articles paraissent dans les journaux français et étrangers. Des travaux spéciaux étudient la question en se fondant sur des faits plus nombreux et mieux établis.

Nous devons citer :

MARTINEAU, *De la maladie d'Addison*, thèse de Paris, 1863.

JACCOUD, article *Maladie bronzée* du *Nouveau dictionnaire de médecine et de chirurgie pratiques*, 1866.

LANDOIS, *De la coloration bronzée de la peau dans les maladies*, thèse de Paris, 1866.

Les articles de M. HÉRARD, dans la *Gazette hebdomadaire*, et de M. BARTHEZ, dans l'*Union médicale*, 1866.

SCHIEHLÉ, *De la maladie bronzée d'Addison et principalement de sa nature*, thèse de Strasbourg, 1867.

D'HURLABORDE. *La maladie d'Addison n'est pas une entité morbide*, thèse de Paris, 1868.

GILLET (ARMAND). *Contributions à l'histoire de la mélanodermie*, thèse de Paris, 1869. Cet ouvrage traite surtout des mélanodermies par privations.

JEANNIN (ANTOINE OCTAVE). *Des pigmentations cutanées dans la phthisie pulmonaire*, thèse de Paris, 1869, dans laquelle le sujet est traite d'une manière complète et remarquable.

FABRE (S. PAUL) *Des mélanodermies, et en particulier d'une mélanodermie parasitaire*, thèse de Paris, 1872.

CHARRIN. *Maladie bronzée hématique des nouveau-nés*, thèse de Paris, 1873.

Ball. Article *Bronzée (maladie) du Dict. encyclopédique des sciences médicales*, 1870.

Dans l'impossibilité d'étudier complètement une question si vaste et si controversée, pressé d'ailleurs par le temps, nous présenterons simplement le fait que nous avons recueilli, et nous le rapprocherons de faits semblables observés à l'Hôtel-Dieu et à la Charité. Nous établirons ensuite que ces faits sont du même genre que la plupart des faits connus et rentrent ainsi dans ce que l'on pourrait appeler le *type de la maladie bronzée* d'Addison.

Nous rappellerons enfin les formes plus rares de la même maladie, et nous en rapprocherons les faits de mélanodermie compliquée d'asthénie qui ont permis de contester l'existence de la maladie d'Addison. Veuillent nos juges traiter avec indulgence ce travail beaucoup trop hâtivement fait, et qui n'a d'autre prétention que de présenter un fait observé avec tout le soin qu'ont permis les circonstances.

FORME ORDINAIRE DE LA MALADIE BRONZÉE D'ADDISON.

Il est un fait sur lequel tous les observateurs sont d'accord, c'est que, dans un grand nombre de cas, le syndrôme de la maladie bronzée se produit chez des sujets tuberculeux ou chez des sujets placés dans les conditions hygiéniques qui favorisent le mieux le développement des tubercules. Pour bien apprécier la fréquence des rapports de l'asthénie surrénale avec la tuberculose ou les maladies qui se rapprochent le plus de la tuberculose, il suffit d'étudier les observations résumées dans les tableaux statistiques publiés par les auteurs des articles des deux dictionnaires. Les tableaux du Dictionnaire encyclopédique qui sont plus récents et plus complets sont au nombre de trois. Le premier réunit tous les cas où le syndrôme décrit par Addison concorde avec la lésion des capsules surrénales. M. Ball divise ces faits en trois catégories :

1° Cas dans lesquels la mélanodermie n'est qu'une complication d'une autre maladie plus grave ;

2° Cas dans lesquels la mélanodermie joue le rôle principal, bien qu'il existe à côté d'elle d'autres affections plus ou moins graves ;

3° Cas dans lesquels la mélanodermie se présente isolée et libre de tout élément étranger.

Ce sont les faits de cette dernière série qui servent de base à l'excellente monographie de M. Ball.

Parmi ces faits choisis comme exempts de complications, M. Ball compte les altérations suivantes des capsules surrénales :

Lésion spéciale décrite par les auteurs	31	103
Dépôts scrofuleux. (Il s'agit probablement ici de la même altération.)	5	
Collection puriforme	18	
Tuberculisation	16	
Aspect tuberculeux	5	
Transformation graisseuse ou granulo-graisseuse	6	
— lardacée	2	
— albumineuse	1	
— albumino-crétacée	1	
— calcaire	8	
Noyaux crétacés	10	
Diverses autres lésions		34

Bien que les lésions rapprochées ici dans le total de 103 soient très-diversement décrites par les auteurs, nous pouvons les considérer, ainsi que nous l'expliquerons plus loin, comme se rapprochant toutes à des degrés divers des affections tuberculeuses ou caséeuses.

Ainsi, d'après M. Ball, les dégénérescences tuberculeuses ou caséeuses ou autres altérations du même genre se rencontrent dans plus des deux tiers des cas de cette série qui ne comprend que les faits les plus simples, les plus dépouillés de complication ou d'autres affections plus ou moins graves. Et dans cette même série de faits nous ne trouvons, fait important, que 2 cancers des capsules surrénales.

Si par contre nous analysons les faits dans lesquels il existe une autre maladie plus grave que la mélanodermie, nous y trouvons :

La tuberculisation pulmonaire	40 fois.
— d'autres organes.	10
Des cancers divers	6

Enfin, si nous considérons dans son ensemble la totalité des 183 faits relatés dans ce premier et plus important tableau, nous trouvons parmi les altérations des capsules surrénales :

Dégénérescence caséeuse	60	170
Tuberculisation	59	
Altérations scrofuleuses	10	
Indurations	12	
Transformation calcaire	14	
Collection puriforme	15	

Et dans la même série il ne se trouve pas plus de 9 cancers des capsules. Quant aux maladies qui ont existé en même temps et qui ont été constatées à l'autopsie, ce sont :

Tuberculisation pulmonaire...........	59
— des autres organes...	22
Cancer des divers organes...........	9
Affections du cœur avec asystolie.....	5

Il est donc manifeste que, dans la très-grande majorité des cas de mélanodermie avec altération des capsules surrénales, la lésion des capsules est de nature tuberculeuse ou caséeuse, ou bien d'une nature qui présente quelque similitude avec le type de ces altérations. Il n'est pas moins manifeste que, parmi toutes les maladies qui compliquent l'asthénie surrénale, celle qui est de beaucoup la plus fréquente est la tuberculisation ou la dégénérescence caséeuse des poumons, tuberculisation qui dans la moitié des cas existe, non pas seulement dans les organes de la respiration, mais encore dans un plus ou moins grand nombre d'organes. Que l'asthénie surrénale se traduise fréquemment par des altérations tuberculeuses, qu'elle se manifeste souvent chez des sujets plus ou moins fortement tuberculeux, c'est donc un fait certain.

Pour apprécier plus complètement la valeur de la tuberculose dans la maladie bronzée d'Addison, nous avons passé en revue les 25 faits de mélanodermie sans lésions surrénales qui sont réunis dans le second tableau synoptique de M. Ball.

Parmi ces 25 faits qui sont le principal argument des médecins qui se refusent à admettre la maladie bronzée d'Addison comme entité morbide distincte, nous trouvons 8 cas de tuberculisation pulmonaire, dont 3 sont compliqués de tuberculisation d'autres organes, et de plus un cas d'hypertrophie considérable des ganglions abdominaux et de quelques autres ganglions du système lymphatique. Nous discuterons plus oin la valeur de ces faits considérés au point de vue de la pigmentation cutanée dans la phthisie pulmonaire. Les autres cas sont les suivants :

Maladie pseudo-bronzée		2
Cancer de l'œsophage	1	5
— du péritoine et de la plèvre	1	
Mélanose du foie et de la rate	2	
Noyaux lardacés du foie et dégénérescence lardacée du pancréas	1	
Cirrhose du foie	2	3
Abcès multiples du foie	1	
Maladie aiguë intermittente		1

formes rares de la mélanodermie sur la valeur desquels on pourrait discuter ; nous y reviendrons ultérieurement. Et enfin :

Lésions indéterminées	3
Apoplexies répétées	1
Eczéma généralisé	1

Parmi les cas de mélanodermie sans lésion des capsules surrénales, nous trouvons donc aussi la tuberculisation notablement plus fréquente que les autres maladies.

En résumé, la mélanodermie avec altération des capsules surrénales est le plus souvent une maladie tuberculeuse des capsules, chez un sujet tuberculeux d'ailleurs. Indépendante de toute lésion surrénale, la mélanodermie est encore plus fréquente chez les tuberculeux que chez tous les autres malades. D'où cette conclusion que la mélanodermie est le plus ordinairement de nature tuberculeuse.

Un autre motif que sa fréquence nous détermine aussi à distinguer, dans la description de la maladie bronzée d'Addison, cette forme que caractérise la tuberculisation des capsules surrénales plus ou moins compliquée de manifestations pathologiques du même genre dans les poumons ou dans d'autres organes.

Une maladie tire son cachet, son originalité, non-seulement de l'âge, du sexe, de l'habitat, de l'alimentation et de mille autres conditions hygiéniques, mais bien plus encore de l'élément morbide dont la maladie n'est qu'une manifestation locale. C'est là un point fondamental de pathologie générale.

C'est forcer l'analogie que de vouloir en quelque sorte identifier les altérations cancéreuses d'un organe et ses altérations scrofuleuse, tuberculeuse et caséeuse en les faisant rentrer ensemble dans une même espèce morbide. Nous ne voulons pas prétendre que le cancer des capsules surrénales et ses altérations tuberculeuses n'aient aucun point de ressemblance; mais la rareté relative de la mélanodermie dans le cancer, et sa fréquence relative dans la tuberculisation des capsules, ainsi que nous l'établirons plus loin, sont des divergences suffisantes pour ne plus permettre de confondre dans une même description des manifestations aussi différentes.

Les observations suivantes contribuent encore par leu concordance remarquable à légitimer cette description de la tuberculose surrénale comme type spécial, qu'il est utile de distinguer des autres maladies des capsules jusqu'ici décrites ensemble comme maladie bronzée d'Addison. Toutes trois peuvent se rapporter à la tuberculisation des capsules avec ou sans tubercule des poumons et autres organes, maladie que nous décrirons à part comme la forme la plus commune.

Maladie d'Addison. — Altération caractéristique des capsules surrénales, par le Dr G. Hayem, médecin des hôpitaux.

L. J., âgé de 42 ans, entre à la Charité le 9 mars 1875, au n° 24, salle Saint-Jean-de-Dieu.

Il a été robuste et bien portant dans son enfance ; sa constitution était vigoureuse et lui a permis d'exercer le rude métier de boulanger.

Rien de particulier comme antécédents de famille : pas d'habitudes alcooliques, pas d'affections scrofuleuses ni d'accidents syphilitiques.

En 1869, il a eu la variole, et il en porte les traces sur la figure ; dans la même année, il fut atteint également d'une fluxion de poitrine. De plus, à la suite de la variole, il a eu, dit-il, un panaris qui a nécessité l'amputation du médius droit.

L'affection actuelle a débuté sans cause connue et sourdement il y a environ deux ans.

Le malade commença par éprouver un sentiment de fatigue qui ne lui était pas habituel et qui l'empêcha de travailler aussi régulièrement que d'ordinaire.

Cependant, ne ressentant aucun malaise local, il fit de grands efforts pour ne pas abandonner son état et fut pris de vomissements.

Il cessa alors tout travail, et le repos suffit pour faire disparaître les vomissements ; mais bientôt les mêmes accidents reparurent, et il en fut ainsi chaque fois que le malade voulut, malgré la fatigue, reprendre son labeur quotidien. Les vomissements survenaient presque immédiatement après les repas ; ils étaient alimentaires et n'étaient accompagnés d'aucun symptôme douloureux.

Au bout de trois mois de ce malaise singulier, le malade s'aperçut pour la première fois que la peau prenait une teinte plus foncée.

Bientôt l'appétit et les forces allèrent graduellement en diminuant, et ce brave ouvrier tomba dans un état de langueur insurmontable qui lui rendit l'existence triste et pénible.

Les vomissements n'étaient pas très-fréquents ; ils survenaient, de la manière la plus irrégulière; mais, dans l'intervalle, les digestions étaient pénibles et accompagnées de tous les symptômes de la dyspepsie. Tout travail étant devenu impossible, après avoir lutté ongtemps, le malade se décide à entrer à l'hôpital.

Mars 1875. Il paraît avoir été d'une constitution très-vigoureuse, il est assez grand, et quoique maigre, ses membres sont encore assez développés. Mais il est d'une très-grande faiblesse, et sa physionomie la pris une expression de découragement et d'abattement.

Sa peau est sur toute la surface du corps d'une couleur tout à fait analogue à celle des mulâtres. Cette teinte brunâtre, bronzée, n'a pas partout la même intensité ; elle est surtout prononcée à la figure, à la face dorsale des mains, sur les parties latérales de l'abdomen, sur les mamelons, le pénis, le scrotum.

La face palmaire des mains n'est pas uniformément pigmentée ; elle est tachetée de brun et offre de plus une sorte de sécheresse particulière. C'est au niveau des membres inférieurs que la coloration est la moins foncée ; mais d'une manière générale, elle est très-forte partout.

Il est impossible de savoir si la couleur des poils et des cheveux s'est modifiée.

Les muqueuses offrent également des taches de pigment ; on en trouve une très-intense sur la sclérotique du côté droit et un assez grand nombre sur la face interne des lèvres et des joues et sur la voûte palatine.

L'examen des différents organes ne fait découvrir aucune espèce de lésion : le foie, la rate, le cœur, les reins paraissent tout à fait sains.

Les troubles fonctionnels sont peu nombreux. Outre l'affaiblissement physique et moral, on ne trouve que les signes d'une dyspepsie vulgaire : diminution de l'appétit malgré le bon état de la langue, lenteur des digestions, douleurs abdominales et épigastriques vagues, que le malade est incapable de bien définir : constipation habituelle.

Il n'y a plus de vomissements depuis que la malade a cessé de travailler. Un peu d'insomnie.

Traitement. — Bromure de potassium, 2 grammes. Vin de quinquina.

Avril. L'état du malade s'aggrave lentement. La faiblesse augmente, ainsi que la coloration foncée de la peau ; — les douleurs sont toujours sourdes et très-variables ; — il existe un bruit de souffle doux et systolique dans les vaisseaux du cou ; rien au cœur. On a supprimé le bromure au bout de peu de jours, et l'on a prescrit des granules d'acide arsénieux et une potion avec de l'extrait mou de quinquina.

Mai. Le malade s'affaiblit de plus en plus, il est très-émacié, mais il n'est pas atteint d'œdème. Il peut encore se lever ; il se traîne toutefois languissamment et se trouve tout de suite épuisé. En vous serrant la main, il n'exerce qu'une pression insignifiante.

Il reste presque constamment confiné au lit et ne mange presque plus.

Abattu, indifférent à tout ce qui se passe autour de lui, le regard morne et éteint, ne se plaignant jamais, il est dans la situation la plus pénible. Lorsqu'on l'interroge, il répond lentement, d'une voix sourde, rauque, il semble éprouver une grande fatigue à parler, et sa mémoire a certainement diminué.

Depuis quelque temps, il est survenu de la dyspnée; la respiration est affaiblie aux deux sommets, et on entend quelques râles sonores disséminés; l'expectoration est presque nulle.

Dans les derniers jours du mois de mai, le malade tombe dans un état d'anéantissement extrême; confiné au lit, chaque mouvement lui est si pénible, et son indifférence est telle qu'il renonce à s'alimenter. On est obligé de le faire manger, et encore il n'accepte que des aliments peu substantiels, faciles à avaler sans être mâchés. A partir de ce moment, il s'affaiblit avec une très-grande rapidité, et l'amaigrissement devient considérable. Le malade est absorbé, incapable de répondre; son intelligence paraît très-obscurcie, mais il n'y a pas de délire. La dyspnée a un peu augmenté et de temps en temps on note des accès de toux.

La mort survient dans cet état le 31 mai à une heure de l'après-midi.

L'analyse des urines, faite peu de temps après l'entrée du malade à l'hôpital, n'a fourni aucun renseignement intéressant.

L'examen du sang, fait à l'aide de l'hématimètre par M. Dupérié, a donné les résultats suivants :

Le 26 mars. 4,250,000 globules rouges; pas d'augmentation de blancs.

Le 20 avril. 3,602,375.

Le 21 mai. 3,500,000.

Le 31. 3,454,875.

Ces chiffres indiquent une anémie progressive peu intense. Dans aucun des examens, on n'a remarqué de pigment dans le sang. Les globules étaient normaux. Cependant, le 31 mai, on en a noté quelques-uns de déformés, plus petits que les globules sains. La teinte du mélange sanguin répondait en mai au n° 3 de mon échelle colorimétrique.

AUTOPSIE *faite le 1er juin,* dix-huit heures après la mort. Cadavre très-bien conservé.

Cavité thoracique. — Adhérences pleurales anciennes, disséminées et presque complètement généralisées des deux côtés. Parenchyme pulmonaire crépitant, souple, sans tubercules.

Cœur. — Volume normal. Deux plaques laiteuses du péricarde viscéral. Quelques caillots peu abondants *post mortem*, parois et orifices sains; le bord libre de la valvule mitrale est légèrement épaissi. Le muscle a une couleur feuille-morte peu prononcée.

L'*aorte* ne présente que quelques taches graisseuses peu saillantes.

Cavité abdominale. — Pas d'épanchement. La *rate* est d'environ un tiers plus grosse qu'à l'état normal : elle présente à sa surface quelques plaques scléreuses blanchâtres; son tissu assez consistant est parsemé d'un grand nombre de corpuscules un peu épaissis.

Le *foie* a un volume normal; sa surface est lisse et consistante, son parenchyme paraît parfaitement sain.

Les deux *reins*, le gauche surtout, sont volumineux, hypertrophiés et leur capsule adhère légèrement à la surface externe d'ailleurs lisse. Ils sont tous les deux considérablement hyperémiés, d'un rouge violet intense : cependant le parenchyme paraît offrir sa structure normale.

Les *deux capsules surrénales* sont entourées d'une couche celluloadipeuse indurée et assez considérable. Elles sont très-hypertrophiées, la gauche surtout, et, tout en ayant conservé leur forme triangulaire, elles sont mamelonnées et plus irrégulières qu'à l'état sain.

La capsule gauche pèse 35 grammes, la droite 18 grammes. Après avoir fait une section longitudinale de ces organes, on peut noter les particularités suivantes :

La capsule gauche est délimitée par une enveloppe fibreuse très-épaissie qui adhère presque partout intimement au tissu de l'organe. Ce dernier présente deux parties distinctes : 1° deux masses caséeuses, volumineuses, nettement délimitées et d'un aspect analogue à celui de la pulpe de marron d'Inde; et 2° une substance gris rosé, granuleuse ressemblant un peu à celle du pancréas. Ce dernier tissu, qui diffère profondément du tissu normal des capsules, paraît composé de grains inégaux, glanduliformes, pressés les uns contre les autres, et séparés par des tractus conjonctifs. Quelques-uns de ces grains sont jaunâtres, friables, ce qui indique un début de transformation caséeuse. On ne voit rien d'analogue à une granulation tuberculeuse.

La capsule droite a subi la même transformation.

Les parties caséeuses sont moins volumineuses et forment

trois ou quatre masses inégales, réparties à la périphérie de l'organe.

Le *plexus solaire*, les ganglions semi-lunaires, les nerfs grands et petits splanchniques paraissent tout à fait sains à l'œil nu

L'estomac et l'intestin n'ont pas été examinés.

Les *ganglions lymphatiques* de l'abdomen sont très-légèrement tuméfiés et un peu ramollis.

Système nerveux central. — Le sinus longitudinal supérieur ne contient qu'un peu de sang liquide. Pas d'adhérences de la dure-mère à l'os. Cette membrane est un peu épaissie, et en l'inclinant, il s'écoule une assez notable quantité de sérosité. La surface des hémisphères offre un aspect gélatiniforme causé par la présence d'un œdème assez prononcé de la pie-mère. A la base de l'encéphale, l'infiltration des membranes est également très-marquée. Les artères de l'hexagone sont fort peu altérées; on ne trouve, en effet, qu'une petite plaque athéromateuse dans la basilaire, un peu au-dessus de son origine, et une plaque plus épaisse dans chaque sylvienne à leur naissance.

Les *méninges* s'enlèvent facilement, et la surface des circonvolutions paraît saine. Les cavités ventriculaires contiennent une sérosité assez abondante, et tout l'*encéphale* est d'une mollesse remarquable; le tissu blanc des hémisphères, d'une consistance pâteuse, conserve l'empreinte du doigt.

Dans les *noyaux lenticulaires*, on trouve, à l'aide de sections méthodiques, plusieurs foyers lacunaires (trois ou quatre de chaque côté) constitués par de petits foyers de ramollissement de deux ou trois millim. d'étendue, offrant l'aspect de taches grisâtres ou brunâtres, déprimés sur la surface de coupe.

La *protubérance* contient à sa partie moyenne une lacune du même genre, à peu près centrale, un peu plus volumineuse que celle des corps lenticulaires.

Les enveloppes de la *moelle* sont infiltrées, comme celles du cerveau, d'une sérosité assez abondante; le tissu médullaire est également mou et probablement œdémateux; il paraît d'ailleurs sain.

Les *muscles* sont émaciés, d'un violet brun foncé. Le tissu adipeux sous-cutané est appauvri comme dans le marasme.

Examen microscopique. — Il a porté sur les centres nerveux, le grand sympathique et les capsules surrénales.

Encéphale. — Dans les lacunes des noyaux lenticulaires, on ne trouve qu'un petit nombre de corps granuleux. Les cellules nerveuses paraissent saines.

Dans le petit foyer de la protubérance, les corps granuleux son plus abondants, et dans une des préparations on trouve des corpuscules étoilés, volumineux, d'aspect brillant et cristallin, à prolongements multiples, fragiles et anguleux. Quelques-uns de ces corps offrent une apparence de noyau. Ils paraissent être dus à une transformation calcaire de quelques cellules nerveuses (?). Dans la même préparation, on trouve des cellules nerveuses saines.

Les petits vaisseaux de l'encéphale portent pour la plupart des traces d'irritation, et dans le voisinage des lacunes (protubérance surtout), ils sont infiltrés de gros amas graisseux de corps granuleux.

Dans le corps strié, on trouve sur une artériole un petit anévrysme miliaire, globuleux, très-net ; sur une autre petite artère existent deux dilatations simples. Ces vaisseaux sont atteints de sclérose.

Moelle, examinée à l'état frais par dilacération dans du liquide de Muller étendu. — Les cellules nerveuses des régions cervicale et lombaire sont fortement pigmentées; mais, dans quelques-unes seulement, le pigment est assez abondant pour masquer le noyau. Ces cellules d'ailleurs ne sont nullement atrophiées ; elles paraissent aussi abondantes qu'à l'état sain. Les capillaires offrent çà et là quelques petits grains pigmentaires noirâtres, peu abondants, déposés près des noyaux. Ces grains sont isolés, ne forment pas d'amas. Pas d'autre altération appréciable dans ce genre de préparation.

Grand sympathique. — *1° Préparations faites à l'aide de la dilacération à l'état frais, après macération dans le liquide de Muller.* — (A). *Ganglion semi-lunaire.* — Les tubes nerveux sans moelle (fibres de Remak) paraissent sains. Parmi les tubes à moelle, on en voit quelques-uns, peu nombreux, qui contiennent de rares granulations graisseuses. Ces tubes ne sont aucunement atrophiés. Les cellules ganglionnaires sont saines ; elles contiennent une quantité de pigment qui ne paraît pas être plus considérable qu'à l'état normal. Ces cellules sont entourées d'un tissu conjonctif abondant riche en fibrilles assez volumineuses et en cellules plates, fusiformes ou à prolongements multiples. Il est très-difficile de dire si ces éléments de tissu conjonctif, qui sont également nombreux le long des vaisseaux, sont d'une abondance insolite; car, à l'état normal, les ganglions du grand sympathique sont très-richement pourvus de tissu conjonctif. Tous les vaisseaux sont remplis de sang coagulé sous l'influence du liquide de Muller, et plusieurs d'entre eux sont distendus (stase). Leur paroi est d'une richesse remarquable en éléments cellulaires.

(B). *Tissu conjonctif du plexus solaire.* — En recherchant les nerfs qui se rendent aux ganglions semi-lunaires, on fait plusieurs préparations du tissu cellulaire du plexus solaire. Dans toutes, on constate une vascularisation remarquable, caractérisée par la présence de globules rouges empilés jusque dans les fins capillaires. On note aussi un nombre remarquable de cellules plates et de cellules embryonnaires.

(C). *Grand splanchnique gauche.* — Préparé à l'aide de l'osmium et du picro-carmin, il paraît parfaitement sain.

(D). *Branche nerveuse allant de la capsule surrénale gauche au ganglion semi-lunaire correspondant.* — La préparation ne contient que des tubes sans moelle. Ces éléments paraissent sains; cependant sur leur parcours, on trouve quelques fines granulations graisseuses très-peu abondantes. De plus, la préparation renferme également quelques amas de cellules ganglionnaires. Elles sont moins volumineuses que celle du glanglion semi-lunaire, mais plus fortement pigmentées. Dans quelques-unes le noyau est masqué par le pigment. Le tissu conjonctif offre les mêmes apparences que dans les préparations de anglion semi-lunaire.

2° *Préparations obtenues à l'aide des coupes.*

Ganglions semi-lunaires. — On ne trouve à noter comme particularité intéressante qu'une hyperémie généralisée assez notable. — Les noyaux du tissu conjonctif colorés par le carmin sont très-abondants, mais c'est là, nous l'avons dit, une particularité qui existe dans les ganglions normaux.

Capsules surrénales. — Les lésions sont les mêmes des deux côtés. Elles ont été étudiées à l'aide de coupes colorées par le picro-carmin.

A. — *Etude faite à un faible grossissement.* — Les capsules sont circonscrites par une lame fibreuse épaisse, peu vasculaire et infiltrée irrégulièrement d'amas et de traînées de cellules embryonnaires. Le tissu de l'organe offre une structure très-complexe et une disposition très-irrégulière, difficile à décrire. On peut y distinguer tout d'abord une sorte de trame pour ainsi dire interstitielle, fibro-conjonctive, formant des tractus plus ou moins nets, infiltrés de cellules embryonnaires. Ce tissu conjonctif présente en quelques points une certaine analogie avec celui de la cirrhose du foie à la période de productions embryonnaires. Les plus gros tractus paraissent être de simples prolongements de la capsule externe.

Cette charpente fibro-conjonctive permet de délimiter plus ou moins nettement des sortes de grains arrondis, disséminés en groupes et qui ressemblent grossièrement à des acini glandulaires. Quelques-uns d'entre eux présentent même par leur groupement l'apparence d'une grappe. A un faible grossissement, ils se présentent, dans les préparations colorées par le picro-carmin sous la forme d'une tache arrondie, jaunâtre, renfermant un grand nombre de petits points rouges. Au centre de beaucoup de ces taches existe une sorte de cavité qui paraît être le résultat du mode de préparation.

Outre ces modifications, on trouve à la périphérie de l'organe d'énormes amas qui proviennent de la coupe de masses caséeuses. Leur contour est parfaitement délimité, et, tout autour de ces masses, règne un espace clair de tissu conjonctif raréfié, infiltré de gros éléments cellulaires. Ces masses, colorées en jaune rougeâtre, ne sont pas complètement homogènes; le carmin s'est déposé de préférence en certains points en dessinant vaguement des amas arrondis ayant quelque ressemblance avec ceux du tissu voisin, précédemment décrits. Au centre de ces masses on aperçoit des dépôts de sels calcaires et on note, de plus, dans presque toute leur étendue et principalement dans leur partie centrale, des tâches pâles sans structure, au niveau desquelles le tissu est simplement plus transparent. Ces taches arrondies sont petites, irrégulières, disséminées comme au hasard, et elles ressemblent complètement à celles qu'on observe dans les gommes syphilitiqnes.

B. *Etude faite à un plus fort grossissement* (250 D environ.)

On reconnaît dans la trame fibro-conjonctive des amas irréguliers et la plupart considérables de petits éléments embryonnaires dont les noyaux sont fortement colorés par le carmin. Ce sont les mêmes petites cellules que l'on retrouve dans toutes les inflammations viscérales chroniques. Çà et là entre les éléments conjonctifs, on note de petites traînées de cellules assez volumineuses, irrégulières, jaunâtres, granuleuses et qui rappellent les éléments normaux des capsules.

Ces éléments sont particulièrement abondants autour des masses caséeuses et à ce niveau ils sont plus irréguliers, plus granuleux, et beaucoup d'entre eux forment des sortes de corps granuleux à granulations graisseuses plus ou moins volumineuses.

Dans les petits îlots d'apparence acineuse la structure cellulaire domine, et au milieu des petits éléments embryonnaires, on reconnaît des cellules à peine modifiées tout à fait analogues à celles qui existent dans les capsules normales. Quelques-unes d'entre elles situées au centre de certains îlots sont volumineuses, fortement colorées par le picro-carmin et présentent en général un gros noyau autour duquel on reconnait des granulations pigmentaires. Elles ont donc les caractères des cellules ganglionnaires qu'on trouve à l'état normal dans la substance médullaire des capsules.

Les masses caséeuses sont sans structure appréciable dans une grande partie de leur étendue, ou elles ne présentent qu'un amas confus d'éléments amorphes ou très-finement granuleux pressés les uns contre les autres. Dans d'autres points, au contraire, on y reconnaît manifestement et d'une manière très-nette des séries et amas de cellules pigmentées, jaunâtres, faciles à reconnaître comme cellules capsulaires normales ou à peines modifiées. Ailleurs encore on aperçoit des amas de petits éléments cellulaires granuleux dont quelques noyaux sont faiblement colorés par le carmin. Il est impossible de définir nettement l'origine des taches pâles décrites précédemment. Elles me paraissent être formées par une sorte de matière grasse. (Extrait des bulletins de la Société anatomique.)

Maladie bronzée. (Observation recueillie par M. Ferdinand Dreyfous, interne des hôpitaux.)

D... est un homme d'une bonne constitution n'ayant jamais eu aucun accident de syphilis ni d'herpétisme, il a éprouvé dans sa jeunesse quelques douleurs articulaires — pas de toux habituelle.— Père mort à 73 ans, mère morte des suites de couches, frère et sœu bien portants. Lui-même n'a eu d'autres maladies qu'une pneumonie à 19 ans et une pleurésie à 25.

Pas d'excès alcooliques, l'été dernier seulement il a bu 2 ou litres de vin par jour et avait perdu l'appétit.

Depuis quelques années le malade avait parfois ressenti des douleurs de reins. Mais c'est au mois de juillet 1875 qu'il offrit les premiers symptômes alarmants : impossibilité de manger sans dégoût véritable, faiblesse survenue rapidement au point de la forcer à quitter son travail et à prendre le lit ; puis jaunisse, coliques intestinales. Au début sa peau n'était pas encore colorée et c'est tout au plus si la peau de la face était brûlée comme

« par un coup de soleil. » Le médecin qui le soignait le traitait alors pour une entéralgie. Traitement : au début, purgatif, puis bains, quinquina, régime lacté.

Après un séjour d'un mois à l'hospice de Saint-Denis, il sortit et chercha à se remettre au travail. Cependant la coloration de la peau s'accusait de plus en plus. La faiblesse fut bientôt telle que, devenu incapable de faire un pas, il se décida à entrer à l'Hôtel-Dieu.

Etat actuel. — Face et corps amaigris, teint brun, cheveux et moustaches noires (ils l'ont toujours été).

La *peau* de toute la surface du corps est le siége d'une pigmentation qui offre quelques particularités comme nuance et comme disposition, à la face, aux troncs, aux membres.

D'une façon générale la face est celle d'un mulâtre. En y regardant de près on voit très nettement, sur le pavillon de l'oreille par exemple et dans les points voisins, de petites taches d'un jaune foncé qui se rencontrent et se confondent ou qui sont isolées et entourées de peau saine ou moins altérée dont la nuance plus pâle permet de bien apprécier la marche de la pigmentation. De plus, sur les joues, çà et là se trouvent disséminés quelques points noirs et non plus bruns, gros comme un grain de millet ou un pois, ressemblant à des taches de lentigo ou aux macules que laissent de petits nœvi, mais noirs comme du jais.

Cou un peu moins foncé que la face.

Tronc. Coloration moins marquée que celle de la face, sauf en un point de la paroi abdominale antérieure où se voit une large plaque bronzée. Elle répond à une ancienne application de teinture d'iode qui a laissé après elle cette modification de la peau. La teinte bronzée n'est pas plus marquée sur la ligne médiane que sur les côtés.

Le scrotum est presque celui d'un nègre, mais c'est surtout le raphé médian qui est véritablement noir, ainsi que les plis horizontaux et parallèles plus foncés aussi que les points intermédiaires. Cette pigmentation du scrotum est bien supérieure en couleur à celle de la face et tranche nettement entre les cuisses dont la coloration est peu modifiée.

Membres. Sur les membres supérieurs, la peau est bien plus foncée que sur les inférieurs. Sur les uns comme sur les autres, la coloration est plus marquée du côté de l'extension que du côté de la flexion. C'est surtout à la main que la différence est frappante;

le dos de la main est foncé, la paume et la face palmaire des doigts sont blanches. Pas d'altération des ongles.

Muqueuses. La muqueuse de la bouche est foncée ; mais cette coloration paraît encore plus marquée près de la commissure des lèvres à droite et à gauche, à la rencontre des dents des mâchoires supérieure et inférieure, où se voient des plaques noires presque ecchymotiques, plus étendues en longueur qu'en hauteur, à limites mal déterminées mais bien appréciables.

Le malade peut encore se lever. Intelligence intacte, douleurs vagues dans l'abdomen, entéralgie. A la pression douleur de chaque côté par la palpation abdominale au niveau de l'extrémité supérieure des reins.

Constipation fréquente, pas d'appétit, grande faiblesse complètement inexplicable, car l'examen du cœur, des poumons, du foie, ne permet d'affirmer aucune altération de ces viscères.

Un léger nuage d'albumine dans les urines. Traitement : Vin de quinquina, iodure de potassium..

20 *Octobre*. Vomissements de matières bilieuses.

Le 21. Les vomissements persistent et s'accompagnent de douleurs épigastriques, d'entéralgie, céphalée, douleurs dans les jambes, constipation.

Cœur et poumons. Rien d'appréciable.

Facies exprimant la souffrance ; l'habitus du malade indique un état grave, yeux caves, aspect presque cholériforme. Traitement : Vésicatoire à l'épigastre, puis poudre de morphine.

Dans l'après-midi, pour la première fois attaque convulsive ; convulsions des membres, agitation extrême au point qu'on a dû lui mettre la camisole, délire, exacerbation de douleurs ; 2 pilules de cynoglosse lui sont données à ce moment ; nous le voyons trois heures environ après l'attaque, il est affaissé, dans un état qui est de la stupeur, mais qui n'est pas encore le coma, il est calme, abattu, triste.

Le 22. Vomissements bilieux persistants, délire calme, il divague, prononce quelques paroles incohérentes, et surtout il est plongé dans le plus profond abattement, c'est à peine s'il peut parler, tant il est devenu incapable du moindre effort ; les paroles sont prononcées à voix basse et avec lenteur. Il se plaint toujours de coliques. Le pouls est insensible, il fuit sous le doigt : 92 pulsat. T à 37°9.

Soir, même état T à 38°4.

Le 23. Même état ; abrutissement de plus en plus marqué, facies exprimant l'hébétude et la lassitude; traits déviés au point de simuler presque une hémiplégie faciale. Se plaint toujours du ventre et de la tête, la plaie du vésicatoire est rouge, empâtée, entourée d'un contour noirâtre.

Il meurt le 23 octobre.

Autopsie faite le 25 octobre.

Peau. — La pigmentation persiste telle qu'elle a été décrite.

Tissu cellulaire. — Celui de la paroi abdominale antérieure offre en plusieurs points de petits grains noirs.

Muscles.—Légère pigmentation d'un des grands droits de l'abdomen.

Muqueuses. — Buccale, coloration sus-indiquée, celle des bronches n'est pas modifiée; coloration de la muqueuse intestinale conservée; il y a seulement saillie des follicules clos du gros intestin, saillie et coloration blanche de deux plaques agminées.

Ganglions. — Ceux du mésentère sont gros, noirs, ceux des bronches aussi.

Rate. — Volume normal.

Séreuses. — Quelques dépôts de pigment et sous la plèvre notamment de petites plaques noires.

Cœur. — Affaissé, mou, sans consistance, pâle, feuille-morte. Valvule mitrale épaisse.

Poumons. — Adhérences pleurales; à la surface du poumon plaques d'aspect fibreux, congestion générale. Au sommet du poumon gauche, deux ou trois noyaux durs. A la coupe on voit qu'ils sont constitués par une coque calcaire, contenant au centre une masse blanchâtre caséeuse. Pas de granulations tuberculeuses visibles dans le reste des poumons.

Ganglions semi-lunaires. — Paraissent normaux comme volume.

Cerveau. — Congestionné.

Foie. — Adhérences du foie à la face antérieure et à la petite courbure de l'estomac.

Entre le foie et l'estomac se trouvent deux masses calcaires à la périphérie, blanches et ayant la consistance du mastic au centre.

Sur le bord antérieur du foie à droite, se voit une masse du volume d'une noisette blanche, ayant aussi la même consistance de mastic. En sectionnant cette masse, on voit qu'elle est en rapport direct avec la substance hépatique, et qu'au-dessous d'elle il n'existe pas de capsule de Glisson. Cette masse paraît donc avoir pris naissance dans le foie lui-même. Le volume, la couleur, la consistance du foie n'offrent rien d'anormal. A la face inférieure du foie adhère la face supérieure de la capsule surrénale droite, de sorte qu'on voit la capsule et le rein couchés sur cette face contre laquelle ils sont étroitement maintenus.

Reins. — Normaux.

Capsules surrénales. — 1° Capsule gauche. Elle est augmentée de volume et surtout plus épaisse, et se présente sous forme d'une masse triangulaire, blanchâtre, caséeuse, difficile à disséquer à cause de son peu de cohésion. A la coupe : partie extérieure épaisse de 1 millimètre, fibreuse ; partie intérieure formée moitié de pus blanc, moitié de substance caséeuse.

2° Capsule droite. Elle adhère au foie au-dessous duquel elle bombe ; son enveloppe amincie se rompt facilement et laisse sortir un pus laiteux, liquide, abondant. C'est un véritable abcès froid. Le volume de la capsule droite est supérieur à celui de la gauche. En faisant de cet organe une coupe antéro-postérieure qui intéresse en même temps la portion adhérente du foie, on constate qu'une portion de la substance hépatique voisine s'est transformée aussi en pus laiteux sous-caséeux.

(Extrait des *Bulletins de la Société anatomique.*)

Maladie d'Addison. — Tubercules et noyaux caséeux des deux capsules surrénales. — Altérations semblables des deux poumons. — Observation personnelle.

Julie-Augustine, âgée de 41 ans, originaire du Loiret, entre à l'hôpital Necker le 6 octobre 1875, salle Sainte-Elisabeth, n° 9, dans le service de M. le professeur Chauffard.

Couturière dès l'âge de 12 ans, elle n'a jamais cessé d'exercer cette profession. Son travail a souvent été excessif. Jusqu'à l'âge de 30 ans, ses veillées étaient habituellement prolongées, atteignant fréquemment 2 ou 3 heures du matin. A partir de cet âge (30 ans), elle se sentit habituellement fatiguée, elle cessa de prolonger son travail pendant la nuit ; cependant elle mangeait toujours beaucoup, digérait facilement, ne maigrissait pas ; mais ne recouvrait plus ses forces.

L'alimentation et l'habitation n'ont jamais présenté rien de défectueux.

Encore enfant, elle a eu une rougeole sans complication qui n'a même pas nécessité le repos au lit. A 24 ans elle fut atteinte par la variole bien qu'elle eût été vaccinée. Cette maladie laissa à sa suite un affaiblissement qui persista pendant un mois entier, et céda au repos et au séjour à la campagne. Elle n'a jamais eu de scarlatine ni de fièvre typhoïde; pas de rhumatisme; pas de bronchite ni aucune autre maladie qu'un point de côté siégeant à droite qui parut une seule fois à l'âge de 18 ou 20 ans, dura environ 3 jours et céda à une application de sangsues sans laisser aucune trace.

Mariée à 22 ans, elle a eu deux enfants qui sont morts dans leur première année d'affections sur lesquelles le malade ne peut donner aucun renseignement. Ses accouchements furent faciles, peu douloureux et sans aucune suite fâcheuse. Ses règles ont paru pour la première fois à 16 ans, viennent régulièrement, sont toujours abondantes mais ne la fatiguent jamais.

Ses parents existent encore. Le père a 67 ans, la mère 69. Parmi ses frères et sœurs, trois sont morts pendant leur enfance; mais elle ne peut donner aucun renseignement sur leur maladie ou leur mort. Tous les autres existent encore en très-bon état de santé.

Pendant la guerre elle a beaucoup souffert. Elle rapporte que les soins qu'elle donnait à son mari l'ont épuisée, qu'elle ne mangeait pas tous les jours, veillait beaucoup et subissait d'autres privations qui persistèrent encore après la guerre. Son mari n'a pas quitté le lit de janvier à juin 1872, époque où il a succombé à la phthisie pulmonaire.

Enfin ce n'est qu'en octobre 1872 qu'elle a pu avoir régulièrement tout ce qui lui était nécessaire. Jusqu'à cette époque (oct. 72 la malade n'a jamais ressenti de douleurs particulières; elle ne se rappelle aucun symptôme qui ait attiré son attention. Mais elle demeurait dans un état de fatigue, d'anéantissement physique et moral très prononcé; une somnolence continuelle l'accablait. Cet état d'épuisement persista jusque vers la fin de l'année 1872. Elle se rappelle avec plus d'exactitude que déjà, pendant l'été de 1872, le médecin qui venait soigner son mari lui demanda un jour si elle était enceinte. Le motif de cette question était qu'elle portait le masque de la grossesse. Ce masque existait déjà depuis un certain temps, il ne disparut pas. Pendant l'été de 1874, d'autres personnes lui firent remarquer la couleur de ses mains, la comparant à celle des mains des mulâtres. Enfin c'est vers le mois de mai 1875 que la coloration brune s'est généralisée (Nous y reviendrons plus loin).

En janvier 1875 a reparu l'affaiblissement si profond qui avait cessé sur la fin de 1872. Cette fatigue se manifeste d'abord le soir à la fin de son labeur, puis le matin dès son lever et pendant les premières heures du jour et peu à peu ce sentiment d'épuisement devient persistant pendant toute la journée.

Vers cette époque, elle éprouve pendant son travail une douleur assez intense siégeant vers le rachis, au niveau de la neuvième ou dixième vertèbre dorsale (bien au-dessus de la région lombaire. Cette douleur apparaissait vers trois heures après midi et persistait jusqu'à ce que la malade prît du repos et surtout le repos au lit.

En avril apparaissent les premiers vomissements aqueux. Vers le mois de mai survient une insomnie absolue qui ne cède à aucun médicament. Plus tard cette insomnie est devenue moins grande et surtout moins fatigante.

Vers le 15 juin, elle retourne dans son pays, près d'Orléans. Le voyage la fatigue peu. Pendant un mois il se produit une amélioration considérable. Les vomissements cessent; le sommeil revient, les forces se relèvent un peu.

Mais à la fin de juillet l'affaiblissement reparaît avec l'insomnie et les douleurs dorsales. Le moral lui-même est affecté. Ennuyée, fatiguée, elle profite d'un prétexte pour rentrer à Paris le 1er octobre. A cette époque est survenu un amaigrissement considérable : la malade ne mange plus. Le voyage fait en express l'a peu fatiguée; cependant elle demeure dans une faiblesse si grande qu'elle ne peut quitter le lit que pendant quelques heures au milieu de la journée. Quelques jours après (6 octobre), elle entre à l'hôpital.

Toujours couchée sur le dos, la malade paraît extrêmement fatiguée; elle parle peu, ne fait aucun mouvement, comme si elle était trop épuisée pour se remuer, pour boire, pour manger, et même pour répondre aux questions qui lui sont faites.

L'énergie de l'âme lui manque autant que celle du corps. Bien qu'elle ne soit nullement indifférente, elle ne fait aucune demande et les renseignements sur son propre compte ne sont obtenus que par une grande insistance. Elle conserve cependant toute son intelligence et sa mémoire. Tous ses sens sont intacts.

Examinant successivement l'état des grandes fonctions, notre attention est attirée par la malade elle-même d'abord sur les fonctions digestives, sur les vomissements : « Elle ne vient à l'hôpital que pour guérir ses vomissements et reprendre des forces. » Les vomissements qui se produisaient régulièrement chaque matin, pendant les mois d'avril, mai et juin, avaient disparu pendant environ un mois et demi. Depuis lors ils se renouvellent moins régulièrement mais cependant toujours le matin, avant tout repas. Ce n'est qu'après des efforts répétés et parfois assez pénibles que sont rejetées des mucosités peu abondantes, incolores, non spumeuses. Les matières vomies ne sont jamais amères ni acides, jamais alimentaires ni sanglantes, ni noires, ni chargées de débris d'aucune sorte. Le vomissement survient le matin quelques instants après que la malade a quitté le lit, et lorsqu'elle s'est livrée à un travail quelconque, même très-minime. Le repos au lit suffit habituellement, mais pas toujours, pour éviter cet accident. Pendant la journée les vomissements ne reparaissent pas. D'ailleurs on ne trouve aucune trace d'excès alcooliques.

Jusqu'en août la malade a toujours mangé et digéré sans difficulté. Depuis cette époque elle éprouve une profonde répugnance pour toute alimentation; elle ne prend que quelques potages, quelques fruits ou biscuits qu'elle digère sans aucune difficulté.

Malgré cette inappétence absolue, la malade n'éprouve pas de soif extraordinaire; la langue est saburrale (nous y reviendrons).

Interrogée sur les douleurs abdominales ou autres, la malade affirme n'avoir jamais ressenti, à part la douleur dorsale dont nous avons parlé, aucune autre douleur que celle des vomissements même. Cette douleur commence avec les vomissements et se termine avec eux, sans s'irradier, sans laisser aucune trace.

Constipation opiniâtre qui a résisté déjà à plusieurs purgatifs. Jamais de coliques, ni de melœna, ni aucun autre symptôme d'affection intestinale.

Du côté de la fonction respiratoire, on observe une petite toux rare, par quintes de courte durée non suivie d'expectoration, semblable à la toux de tous les sujets profondément affaiblis.

Pas de douleur, sauf le 18 octobre, un léger point en avant et à droite qui cède facilement à un sinapisme Rigollot.

Les signes physiques donnent des renseignements plus précieux: submatité avec résistance au doigt en arrière, dans les deux tiers supérieurs du côté droit et dans le tiers supérieur du côté gauche. Dans les mêmes points, diminution des vibrations thoraciques. A l'auscultation du côté droit, nous ne trouvons que de l'apnée dans tout le tiers supérieur; dans le tiers moyen s'observe une altération du rhythme respiratoire, caractérisée par une inspiration un peu saccadée et une expiration aussi longue que l'inspiration. La toux, faible d'ailleurs, ne provoque aucun râle, aucun craquement, aucun gargouillement ni souffle; quelquefois seulement la toux est accompagnée d'un peu de rudesse du timbre respiratoire. Du côté gauche, la respiration est faible dans le tiers supérieur ; la propagation de la voix faible, indistincte. Dans ce même point la palpation ne donne la perception d'aucune vibration thoracique. En avant et des deux côtés on ne perçoit aucun signe anormal ni par la percussion, ni par la palpation, ni par l'auscultation. Les symptômes fonctionnels des affections de poitrine se réduisent d'ailleurs à la douleur passagère du côté droit que nous avons rapportée, à une toux faible par quintes très courtes, sans expectoration et qui ne provoque aucune douleur ni fatigue.

La fonction circulatoire est parfaitement normale ; la malade n'a jamais eu de palpitations ni de dyspnée. L'exploration du cœur n'indique rien d'anormal. Le pouls est mou, régulier, sans intermittences ; il oscille entre 80 et 95. Pas de souffle dans les vaisseaux du cou.

La calorification ne présente rien d'anormal. La température axillaire gauche varie entre 36°6 et 37°2.

La fonction menstruelle présente peu d'intérêt. Moins abondantes depuis le mois d'avril, les règles ont cessé de paraître depuis le commencement d'août, sans aucune douleur ni autre incident notable.

Les urines sont très peu abondantes, fortement odorantes, très-colorées, elles ne contiennent ni albumine ni sucre.

Le système cutané présente une coloration d'un brun rougeâtre, répartie avec une intensité inégale sur les différentes parties du corps.

Très-foncée sur la face, moins marquée sur le col et la partie supérieure des épaules, de la poitrine et du dos, très foncée encore sur la face dorsale des mains, moins marquée sur l'avant-bras, cette coloration se termine par des bords qui ne présentent aucune netteté, mais au contraire se continuent insensiblement avec les parties voisines. Ces parties colorées présentent elles-mêmes des points beaucoup plus foncés. A la face ce sont les pommettes, les paupières inférieures et la partie moyenne des lèvres supérieure et inférieure ; aux mains, ce sont les doigts et plus particulièrement encore les parties qui correspondent à leurs articulations. La coloration y est tellement intense qu'elle est presque semblable à celle de la peau des nègres. Les mains présentent d'ailleurs un contraste très remarquable entre cette couleur si foncée de la face dorsale et la pâleur anémique de la face palmaire. Cette peau est d'une minceur très-délicate et d'une remarquable sécheresse. Sur les parties latérales des doigts et de la main, la transition de la couleur bronzée à la normale se fait insensiblement sur un très petit espace en passant par les colorations diverses que présente le reste du système cutané. Indépendamment de cette coloration qui ne cède ni aux lavages ni aux bains sulfureux répétés, on observe encore sur le tégument de la face des taches de lentigo assez larges et confluentes sur les pommettes et la moitié supérieure des joues. Enfin sur la face, sur les mains ainsi que sur tout le reste du système tégumentaire se trouvent aussi disséminées de petites taches pigmentaires d'un noir franc, à bords nets, légèrement saillants, d'une forme irrégulière, tantôt arrondie, tantôt anguleuse, présentant une ressemblance très grande, bien qu'incomplète, avec les petites taches du purpura hœmorrhagica. Ajoutons pour terminer que la coloration bronzée est encore très-intense sur les aréoles des deux mamelons, moins intense sur la poitrine et l'abdomen et qu'elle fait complètement défaut sur les membres inférieurs dont la coloration est très-pâle.

La peau de l'abdomen est en outre très remarquable par le plissement très manifeste qui s'observe parfois à la suite d'une distension temporairement exagérée du ventre. Enfin toute la surface cutanée est remarquable par une très grande sécheresse, par la conservation de sa souplesse, l'absence de furfures et de toute modification autre que la couleur.

La muqueuse buccale présente sur la face interne des joues et sur la face dorsale de la langue des taches pigmentaires d'une couleur qui varie du jaune brunâtre au noir intense; taches à bords assez nets ne présentant aucune saillie, et qui paraissent siéger immédiatement au-dessous de l'épithélium. Sur la langue, ces taches ne sont faciles à observer que sur les bords, où elles sont séparées par des espaces d'une couleur parfaitement rose. Dans sa partie médiane la muqueuse est recouverte de saburres qui masquent l'état véritable de la muqueuse. Quant aux muqueuses nasale et conjonctivale, explorées aussi nettement que possible, elles ne présentent aucune modification pigmentaire. La muqueuse du vagin présente à peine quelques taches brunâtres peu étendues et irrégulières.

Les cheveux sont très-noirs, secs et un peu cassants. Les ongles ne présentent aucune altération de couleur, non plus que les dents.

L'exploration du tégument nous permet encore de découvrir un abcès embrassant le quart inférieur du cubitus droit. Tumeur du volume d'un petit œuf de poule, adhérente à l'os et l'entourant de toutes parts, se terminant inférieurement à un centimètre au-dessus de la surface de l'articulation dont les mouvements sont parfaitement libres; la peau conservant la chaleur normale, sans rougeur aucune, mais avec une pigmentation un peu plus forte que sur les parties voisines; une fluctuation très-évidente dans tous les sens; l'absence complète de douleur, même après une exploration prolongée et répétée par plusieurs personnes; une limitation très-minime des mouvements que produisent les muscles qui passent au-dessus de la tumeur; tels sont les signes physiques et fonctionnels de cet abcès. La malade ne sait à quelle cause le rapporter; elle ne se rappelle ni traumatisme ni cause professionnelle ou autre qui puissent l'expliquer. Enfin elle ignore tellement la date de début qu'elle n'en connaissait même pas encore l'existence.

Epuisement et amaigrissement arrivés progressivement à leur maximum; absence d'altération organique qui explique cette déchéance vitale; coexistence d'une coloration pigmentaire sur une grande étendue de la surface cutanée, bien que les membres inférieurs en soient exempts; coéxistence d'une douleur dorsale peu intense, mais fixe et sans cause appréciable; vomissements non alimentaires enfin; tel est l'ensemble symptomatique sur lequel s'est appuyé le chef de service, M. le professeur Chauffard, pour affirmer le diagnostic de maladie bronzée d'Addison (Traitement: Eau de Spa. Bains sulfureux).

Le 8 octobre, du côté des organes digestifs, on observe toujours la même anorexie complète, une soif modérée, la persistance de l'état décrit de la muqueuse buccale, des vomissements, une constipation persistante et enfin une saillie profonde dans l'abdomen sur laquelle nous reviendrons.

L'anorexie s'étend à tous les aliments indistinctement. Bien que la soif soit modérée, la bouche est très-sèche. La malade ne prend d'autre aliment qu'un ou deux biscuits trempés dans du vin de Bagnols. Encore n'arrive-t-elle à en opérer la déglutition qu'en buvant en même temps un liquide quelconque. La digestion se fait cependant toujours bien, sans pesanteur, ni renvoi, ni autre accident quelconque. Les vomissements qui persistent encore ne sont jamais alimentaires, mais toujours muqueux; ils se produisent le matin avant que la malade ait pris aucun aliment, ne sont annoncés par aucun prodrome, et accompagnés de peu de fatigue.

L'exploration de l'abdomen, rendue facile par le grand amincissement de la peau et la souplesse des muscles abdominaux, n'indique rien d'anormal ni vers le foie, ni vers la rate, ni dans les fosses iliaques ou le bassin ; mais ce moyen permet de trouver profondément une tumeur fixe sur laquelle la malade n'avait jamais attiré l'attention.

La saillie, qu'on trouve par la palpation dans le fond de l'abdomen fait corps avec le rachis. Elle est située à droite de la ligne médiane, dure, immobile, peu sensible. On sent au devant d'elle les battements aortiques. Elle n'est jamais douloureuse, n'augmente pas de volume. C'est la portion lombaire du rachis déviée à droite, ainsi que l'autopsie l'a confirmé par la suite.

3 novembre. — La toux devient plus fréquente, demeure sèche mais fatigue un peu la malade. Chaque matin, se produit une sensation de plénitude gastrique durant environ une demi-heure et qui se termine par quelques vomituritions de mucosités, sans fatigue. L'affaiblissement est augmenté. Une céphalalgie très-intense est survenue, exagérée par les mouvements, par le bruit, et même par la conversation à haute voix. L'appétit demeure complètement nul, mais la soif augmente légèrement. Les lèvres et la langue ne présentent aucune fuliginosité, mais la sécheresse de la bouche est très-grande et rend la parole difficile, non moins que la déglutition. La température est de 38°,2 dans l'aisselle gauche, et le pouls, à 108, est petit, très-dépressible, mais cependant égal et bien régulier.

Du côté du tégument externe, quelques modifications se sont produites. Une légère exfoliation a débuté par la face pendant les derniers jours d'octobre; elle s'est généralisée à toutes les parties pigmentées, sans modifier celles qui ont conservé leur coloration normale. Cette exfoliation se fait par petites paillettes d'un blanc argentin, comparables à celles du psoriasis, mais beaucoup moins abondantes. Une éruption de petites papules s'est aussi produite sur les parties pigmentées. Formant une saillie facilement appréciable, mais d'un volume qui ne dépasse pas celui d'une tête d'épingle, les papules sont confluentes sur les parties les plus pigmentées, sur la face dorsale des petites articulations des doigts, sur la face dorsale des mains, du côté radial; elles sont discrètes, disséminées sur toutes les parties du tégument qui présentent en même temps une faible épaisseur et un certain degré de pigmentation. D'abord petites, très-saillantes et brillantes, comme si elles contenaient de la sérosité, bien que nous n'en ayons jamais trouvé ni à la loupe, ni par la piqûre, ces papules devenaient peu à peu moins saillantes et un peu plus larges. Leur sommet, d'abord fortement pigmenté, tombe bientôt, semblable à un petit fragment de son. L'exfoliation commencée s'étend peu à peu au reste de la papule et aux parties voisines, après quoi la peau demeure plus fortement pigmentée qu'auparavant. En même temps et sur les mêmes parties, la malade accuse un prurit très-intense exaspéré encore pendant la nuit et par la chaleur. Ce prurit, cette exfoliation et l'éruption papuleuse qui l'a précédée, peuvent n'être pas sans rapport avec les bains sulfureux que la malade a pris depuis dix jours.

Quant à l'état général de la malade, à son affaiblissement très-grand, augmenté encore par la céphalalgie fatigante et la fièvre légère que nous avons signalées, nous devons encore ajouter des pandiculations ou plutôt des baillements prolongés et très-fréquemment répétés qui contribuent encore à l'épuisement de la malade.

Enfin, le 8 novembre une eschare commence à se former au sacrum et cause la seule douleur dont elle se plaigne. L'amaigrissement a notablement augmenté sur tout le corps. Le facies exprime l'affaiblissement arrivé à ses dernières limites : la malade, qui a conservé toute son intelligence, n'a pas assez de force pour tenir conversation : après quelques paroles, ses forces sont épuisées. Les mouvements sont lents, tant à cause de sa faiblesse qu'à cause de la douleur déterminée par l'eschare au sacrum. Après avoir disparu pendant près de huit jours, quelques vomissements de mucosités incolores reparaissent le matin, occasionnés maintenant par des efforts de toux. La malade n'a plus aucun soin de sa personne; elle demeure dans un état de somnolence presque continuelle ; elle devient un peu gâteuse. Enfin, on commence à percevoir cette odeur de poisson putréfié dont parlent quelques auteurs. L'état de la peau demeure le même, sauf peut-être une minime décoloration générale. La muqueuse buccale conserve ses taches pigmentaires, mais elle paraît moins sèche, et la langue est beaucoup moins saburrale. La température n'a pu être observée : mais le pouls est devenu inégal, irrégulier, petit, parfois presque insensible. Dans cet état, les signes physiques n'ont pu être étudiés plus amplement. Cependant la tumeur abdominale paraît plus manifeste encore; mais son exploration est rendue presque impossible par la sensibilité du tégument abdominal. D'ailleurs, l'état de faiblesse de la malade est tellement grand que les mouvements nécessaires pour la coucher alternativement sur le côté droit et le côté gauche suffisent à provoquer une syncope. Cet état se prolonge jusqu'au 11 novembre.

La mort survient pendant la soirée.

Autopsie. — L'autopsie est faite le 13, trente-six heures après la mort. Le cadavre est très-bien conservé, peu odorant, sans sugillations ni infiltrations, mais complètement émacié. La tête et le rachis doivent être laissés intacts.

Dans la *poitrine*, le *cœur* est normal : ses cavités renferment, tant à droite qu'à gauche, des caillots dont la moitié supérieure est de fibrine blanche fortement infiltrée de sérosité, et l'inférieure de sang noir coagulé, baignant dans un liquide sanguin de même couleur et très-diffluent. Ces caillots ne sont nullement adhérents. Les orifices du cœur et des vaisseaux principaux ne présentent aucune particularité à signaler. L'endocarde et la face intérieure de l'artère aorte sont colorés en brun dans les parties déclives par imbibition. L'aorte est d'ailleurs saine. Le péricarde, de même que les plèvres et le péritoine, ne contient pas du tout de sérosité.

Les *poumons*, de volume normal, crépitants dans leurs lobes inférieurs, sont adhérents à la plèvre pariétale tant du côté du médiastin que du côté du diaphragme et de la paroi costale. Il faut noter cependant que, rares à la partie antérieure, ces brides adhérentes sont très-accumulées au sommet et dans le tiers supérieur du bord postérieur du poumon gauche, et la moitié supérieure du bord postérieur droit.

Les deux poumons présentent, en outre, une particularité peu signalée. Ils sont complètement gris, *sans trace de pigmentation*, dans les deux tiers inférieurs, tandis que les sommets sont beaucoup plus pigmentés que normalement. A la coupe, les poumons sont complètement exsangues, à l'exception des parties les plus déclives qui contiennent une certaine quantité de sang, mais ne sont pas œdématiées.

Le poumon droit contient *trois noyaux caséeux* dont le plus volumineux ne dépasse pas le volume d'une noix. Ces noyaux, remplis de matière caséeuse, d'un gris jaunâtre, sont l'un d'une forme ovalaire presque parfaite, les autres d'une forme anfractueuse. La particularité la plus remarquable est l'*absence complète de réaction inflammatoire* autour de ces foyers. Indépendamment de ces noyaux caséeux, on trouve dans le lobe supérieur de quinze à vingt noyaux tuberculeux peu confluents et ne provoquant autour d'eux aucune trace d'inflammation. Enfin dans le lobe moyen, se trouvent deux noyaux ovalaires, l'un du volume d'une aveline, l'autre du volume d'une noix, d'une couleur grise un peu plus foncée que les parties normales du poumon, d'une consistance charnue, d'une densité à peu près égale à celle de l'eau, puisque certaines parties s'enfoncent sous l'eau, tandis que d'autres ne surnagent qu'incomplètement. Ces parties, qui n'ont pas été étudiées au microscope, sont considérées par M. Cornil (1) comme des noyaux d'induration pulmonaire chronique correspondant au début des noyaux caséeux des sommets.

Les *ganglions bronchiques* sont peu volumineux. Deux d'entre ceux du côté droit sont remplis de matière caséeuse encore très-consistante.

Le poumon gauche présente comme le droit trois noyaux caséeux un peu moins volumineux que ceux du côté droit. Il ne contient aucun tubercule, et pas plus que dans le poumon droit, on n'y peut trouver de cavernes. Il n'y existe aucun noyau d'induration chronique.

Les ganglions bronchiques sont dans le même état que ceux du côté droit.

Rien à noter dans la trachée, les bronches, ni les vaisseaux pulmonaires.

A l'ouverture de l'*abdomen*, on reconnaît que la *tumeur* abdominale, étudiée pendant la vie, n'est autre que la région lombaire du rachis déviée en avant et à droite, et d'un volume un peu plus considérable qu'à l'état normal.

Le *foie* est normal ainsi que la vésicule biliaire. Mais il est adhérent dans toute la partie du lobe droit qui porte l'empreinte de la capsule surrénale droite.

La *rate* a son volume normal ; sa consistance est ferme. Sa pulpe, nullement diffluente, est d'une couleur ardoisée, mais ni rouge, ni noire.

Le *pancréas* est aussi normal.

L'*estomac* contient une petite quantité de mucus mêlé de matières inodores, de couleur vert herbé, sans aucun débris alimentaire. Rien à noter sur sa face muqueuse ni sur sa face péritonéale.

Les *intestins* ne présentent rien d'anormal : les plaques de Peyer ne paraissent pas épaissies.

Les *ganglions mésentériques* ne sont pas augmentés de volume.

(1) Communication orale.

Deux seulement sont trouvés caséeux, mais encore d'une consistance ferme.

L'*utérus* et les autres *organes du petit bassin* paraissent parfaitement sains.

Les *reins* ont leur consistance et leur volume normaux. La capsule est un peu adhérente. La substance corticale, ainsi que les colonnes de Bertin, sont moins volumineuses qu'à l'état normal et d'un rouge plus foncé. La substance tubuleuse est au contraire très-pâle et relativement volumineuse. Les calices, bassinets et uretères ne présentent rien à signaler.

Les *capsules surrénales* sont les organes le plus profondément altérés. Elles sont très-adhérentes aux organes voisins, et ces adhérences sont d'autant plus faciles à étudier que cette région ne présente, chez le sujet, pas la moindre trace de l'atmosphère graisseuse du rein. Ces adhérences sont courtes, fibreuses, d'un blanc nacré et très-résistantes. Du côté droit, elles réunissent très-solidement la capsule au foie, au rein droit, à la veine cave et au péritoine qui recouvre la région. Du côté gauche, elles unissent non moins solidement la capsule au rachis, au rein correspondant et au péritoine pariétal qui les recouvre. Leur volume est un peu plus considérable, surtout pour la capsule gauche, qu'à l'état normal. Plus épaisses d'avant en arrière, elles ont moins de largeur transversalement et conservent leur dimension normale de haut en bas. Leur forme est presque régulièrement ronde. A la coupe, on trouve dans la capsule surrénale gauche un reste de tissu normal d'une couleur brun chocolat, formant le bord supérieur de l'organe dans une épaisseur qui varie de 1 à 3 millimètres. Cette partie, comme le reste de l'organe, est enveloppée d'une coque d'un blanc nacré, résistante, comme fibreuse. Tout le reste de la coupe présente, d'une part, une matière grise, de consistance ferme, formant une sorte de gangue, d'autre part, des noyaux jaunes de consistance caséeuse. La matière grise formant gangue est légèrement translucide comme de la corne, homogène, uniforme, sans trace de vaisseaux. Sa consistance rappelle assez bien celle du fromage de Gruyère; sa cassure est nette, nullement granuleuse. Les noyaux, d'une forme sphéroïdale ou ovoïde presque parfaite, sont au nombre de cinq dans la capsule gauche et de quatre dans la droite. Leur volume varie entre celui d'une petite aveline et celui d'un pois. Leur consistance est aussi variable depuis celle de la crème jusqu'à celle du mastic de vitrier. Leur couleur est d'un jaune blanchâtre, absolument semblable à celle des noyaux caséeux du poumon. Très-nettement distincts de la gangue même dans laquelle ils se trouvent, ces noyaux ne sont entourés d'aucune enveloppe. Leur masse est homogène, friable, parfois même semi-liquide et complètement dépourvue de vaisseaux.

Les *nerfs de l'abdomen*, isolés avec soin, ne présentent à l'œil nu aucune particularité. Etudiés au microscope à l'état frais et par dissociation, on ne trouve rien d'anormal, ni dans les grands et petits splanchniques, ni dans les pneumogastriques, ni dans le plexus solaire et les ganglions semi-lunaires, ni enfin dans les ganglions lombaires du grand sympathique qui ont été examinés tant du côté droit que du côté gauche.

Les muscles de la vie de relation présentent une pâleur et une flaccidité très-grandes. Etudiés au microscope à l'état frais et par dissociation, on trouve, tant sur les muscles de la poitrine que sur ceux de l'abdomen, un certain nombre de fibres présentant la dégénérescence graisseuse encore peu avancée, mais non douteuse. Prenant la moyenne d'un nombre assez considérable de préparations, on peut admettre que près de la moitié des fibres présentent l'altération graisseuse à des degrés divers. Les fibrilles élémentaires se distinguent avec moins de netteté ; la striation transversale surtout est moins visible que sur les fibres encore saines. Dans l'intérieur même des fibres musculaires se voient des granulations très-réfringentes, d'une couleur un peu plus foncée que la fibre musculaire elle-même, accumulées en nombre variable, parfois même tellement nombreuses qu'elles remplacent la plus grande partie du tissu musculaire lui-même. Le myolemme ne présente rien de remarquable ; le tissu cellulaire interfibrillaire ne présente pas non plus de modifications.

La *peau* et les *muqueuses* présentent une coloration qui résiste aux frottements, comme elle a résisté aux bains sulfureux répétés. La peau, disséquée avec soin, permet de reconnaître que la matière pigmentaire ne siége ni dans l'épiderme ni dans le derme, mais bien entre ces deux couches cutanées dans le corps muqueux de Malpighi ; que de plus le tissu cellulo-graisseux sous-jacent ne contient pas de pigment.

A l'*avant-bras* droit on trouve l'abcès reconnu pendant la vie ; il n'existe pas de pus dans les masses musculaires.

Le pus blanc-jaunâtre est très-épais, floconneux et sans odeur. Cette collection purulente qui entoure l'os est située sous le périoste, immédiatement sur l'os ; sa longueur a environ 4 centimètres. Au point où elle s'arrête en haut comme en bas, le périoste présente un épaississement dans le point où il se continue avec le périoste normal. Lorsqu'on a disséqué l'os et qu'on l'a séparé du périoste, on voit qu'au niveau de l'abcès il paraît plus gros, ce qui est dû à ce que la surface de l'os présente des formations osseuses nouvelles ou exostoses qui sont surajoutées, et qui consistent dans des crêtes ou aiguilles irrégulières de substance osseuse, séparées par le tissu médullaire.

Sur une section de l'os à ce niveau, on voit d'abord la direction de l'exostose périphérique, dont les lamelles sont généralement perpendiculaires à la surface de l'os. Ce tissu de nouvelle formation a, dans les points où il est le plus épais, 1 millimètre. De plus, la couche de substance osseuse, dure, superficielle et primitive de l'os, est modifiée. Là en effet on voit, sur une section, que le tissu au lieu d'être compacte et éburné, est traversé par des canaux médullaires très-dilatés qui sont remplis de moelle embryonnaire.

En regardant la surface extérieure de l'os, on trouve de gros orifices en rapport avec l'augmentation du volume des vaisseaux de l'os. Ces altérations sont, d'après M. Cornil (1), parfaitement caractéristiques de l'ostéite chronique. C'est la forme d'ostéite qui répond le mieux à ce qu'est pour les autres organes la dégénérescence caséeuse.

Le *rachis* présente dans la région lombaire une déviation très-accentuée à droite et en avant. Dans l'impossibilité d'étudier les os eux-mêmes, nous avons seulement observé que les organes voisins ne présentaient aucune adhérence avec eux et que leur dissection ne faisait découvrir rien d'anormal, qu'enfin le périoste conservait son degré ordinaire d'adhérence et que la consistance de l'os ne paraissait nullement modifiée.

Ajoutons enfin que le détroit supérieur présente une déformation ancienne. La ligne qui va du milieu du promontoire à la symphise pubienne se dirige très-obliquement en avant et à droite, partageant le détroit supérieur en deux portions dont la droite est plus étroite d'avant en arrière et transversalement, tandis que la gauche présente une ampleur beaucoup plus grande selon ces deux dimensions.

6 décembre 1875.

Etude au microscope due à l'obligeance de M. le docteur G. Hayem, agrégé, médecin des hôpitaux, etc.

« 1° *Les nerfs splanchniques et les ganglions semi-lunaires* ne présentent au microscope *aucune altération* appréciable.

(1) Communication orale.

2° *Capsule surrénale droite.* — Coupes obtenues par la méthode ordinaire et colorées par le picro-carmin.

Enveloppe fibreuse extrêmement *épaissie.* Tout le *tissu est hyperplasié* d'une manière diffuse et très-prononcée. Ce tissu altéré, analogue à celui des viscères atteints de *cirrhose est infiltré d'un grand nombre de petites cellules ressemblant à des éléments lymphoïdes.*

Dans les couches périphériques de la capsule, les *cloisons conjonctives* circonscrivent des *espaces arrondis, alvéolaires,* dans lesquels on retrouve un bon nombre de *cellules propres,* analogues à celles d'une capsule surrénale normale.

Dans les parties plus centrales le tissu *conjonctif est plus embryonnaire* et il est *infiltré d'amas irréguliers,* non circonscrits, composés de *cellules propres* aux capsules surrénales.

Outre cette sorte de *sclérose interstitielle,* on voit très-nettement dans l'épaisseur de l'enveloppe fibreuse et dans les couches périphériques de l'organe *des amas cellulaires très-circonscrits,* la plupart *dans le voisinage d'un vaisseau.* Ce sont là très-certainement des *tubercules.*

Plus près du centre de la coupe, on aperçoit des *amas opaques bien limités,* offrant tous les caractères des *masses caséeuses.* Quelques-unes de ces masses arrivent jusqu'au contact de l'enveloppe fibreuse. La plupart d'entre elles contiennent de nombreuses cellules propres encore faciles à reconnaître; mais l'arrangement de ces cellules est tout à fait irrégulier et indescriptible.

La *capsule surrénale* est donc atteinte d'*inflammation chronique interstitielle généralisée* (sorte de *cirrhose*); elle contient, de plus, des *granulations tuberculeuses parfaitement caractérisées.* »

SYMPTOMATOLOGIE.

Tous les auteurs distinguent trois périodes dans l'évolution de la forme ordinaire de la maladie bronzée d'Addison : période du début, période d'état, période cachectique ;

1re *période*. — Dans la forme la plus ordinaire de la maladie, *le début est insidieux*. On en a observé trois types différents. Le plus souvent un affaiblissement général, un malaise profond, une grande fatigue déterminée par des travaux de peu d'importance, tel est le premier indice qui révèle la maladie dans plus de la moitié des cas. Parfois aussi c'est l'amaigrissement ou l'anémie qui ouvre la scène : c'est le type qu'on pourrait appeler le *type asthénique du début*. Dans une autre série de faits, beaucoup moins nombreux que les précédents, on observe presque en même temps, d'une part des nausées, puis des vomissements et d'autres troubles gastriques, et d'autre part des douleurs dont le siége peut être les lombes, l'épigastre, l'épicrâne, et moins fréquemment les parois thoraciques, les membres ou le corps tout entier : c'est le *type douloureux du début*.

Il est beaucoup plus rare de trouver dans les observations la mélanodermie notée comme symptôme du début. Il faut peut-être l'attribuer à ce que ce symptôme n'est pas reconnu habituellement des malades eux-mêmes. C'est souvent, comme pour notre malade, une personne étrangère qui la fait remarquer d'abord. Quoi qu'il en soit, le *type mélanodermique du début* est le plus rarement noté.

Nous n'insistons pas sur ces débuts exceptionnels une fois signalés soit par des convulsions, soit par de la chorée, soit par une grande excitation nerveuse, soit enfin par de l'ictère. Ces faits peuvent être de simples coïncidences.

Quel que soit le type du début, à cause de sa marche insidieuse et aussi à cause des circonstances qui l'accompagnent, ce début est souvent ignoré.

La maladie débute-t-elle après un travail excessif, à la suite d'un surmenage quelconque ; l'asthénie est attribuée à cette cause. Le sujet est-il déjà tuberculeux, ou bien offre-t-il une *prédisposition tuberculeuse* manifeste, (ainsi qu'on l'observe dans le plus grand nombre des cas), les symptômes douloureux et gastriques sont attribués à l'état antérieur.

Toutefois, on a noté que dans les cas où la maladie doit suivre une évolution rapide, le début, loin d'être insidieux, est brusque et d'une violence telle que, par les symptômes gastro-intestinaux, ce début a pu faire naître le soupçon d'un empoisonnement ou d'une attaque de choléra. Nous reviendrons sur ces faits qui, bien qu'ils se rapportent à la maladie bronzée d'Addison, ne peuvent être rangés dans la forme commune de cette maladie.

2e *période*. — Lorsque la maladie présente un ensemble symptomatique bien caractérisé, ce qui domine est la *dépression* qui ne tarde pas à s'emparer du malade. Nous ne pourrons que reproduire ici ce que nous avons relaté dans notre observation, qui concorde sur ce point avec la description de M. Hayem et de M. Dreyfous. Toujours couché sur le dos, indifférent à ce qui se passe autour de lui, conservant un regard intelligent, mais accablé par une somnolence continuelle, le malade paraît extrêmement fatigué. Il parle peu, ne fait aucun mouvement, comme s'il était trop épuisé pour se remuer, pour boire et manger, et même pour répondre aux questions qui lui sont faites. L'énergie de l'âme lui manque autant que la vigueur du corps. Bien qu'il ne soit nullement indifférent, le malade ne s'inquiète pas, fait rarement des demandes et, quand on l'interroge sur son propre état, ce n'est qu'à force d'insistance qu'on obtient des renseignements. Encore les réponses sont-elles presque toujours courtes et interrompues par la nécessité de prendre du repos. Cet état de dépression profonde n'est pas également bien caractérisé dans toutes les observations. Il est un fait remarquable, c'est que, si les douleurs peuvent manquer, comme dans le cas de notre malade; si les vomissements peuvent manquer, ainsi que plusieurs médecins l'ont observé; si la mélanodermie elle-même peut manquer, ainsi que nous le dirons plus loin, le *symptôme asthénie* est relaté dans toutes les observations et souvent comme le plus important. Aussi reconnaissons-nous toute la valeur de cet aphorisme de M. Ball : « *l'asthénie est le caractère essentiel de la maladie bronzée d'Addison.* »

En même temps que ce symptôme asthénie, apparaissent l'*amaigrissement et l'anémie*. Quand il survient dès le début, cet amaigrissement donne de grandes inquiétudes au malade. Il survient rapidement sans privations, sans surmenage de la même manière qu'on l'observe parfois avant que se manifestent les premiers symptômes d'une phthisie à marche rapide. Une différence cependant contribue à augmenter l'inquiétude du malade et à tenir en éveil l'attention du médecin, c'est qu'il n'existe ni diarrhée, ni sudation abondante pour expliquer une émaciation si rapide. Ce symptôme n'est pas toujours relaté par les observateurs. Il est certain qu'il manque parfois, mais bon nombre d'observations sont absolument muettes sur ce sujet.

L'*anémie* manque plus souvent encore que l'amaigrissement. La pâleur des téguments dans les parties qui ne sont pas pigmentées est rarement indiquée. Les souffles vasculaires, souvent recherchés, manquent dans un bon nombre de cas. Les palpitations ont cependant été signalées 3 fois. Les vertiges sont notés 7 fois; et on cite 9 fois la syncope. D'ailleurs, une seule des trois observations que contient ce travail donne des signes d'anémie.

Les *symptômes gastro-intestinaux* sont beaucoup plus ordinaires dans la forme commune de la maladie bronzée d'Addison. Dès le début, l'appétit est languissant; peu à peu le malade exprime une répulsion prononcée pour certains aliments : la plupart ont la viande en horreur. Il arrive toujours un moment que presque tous les observateurs ont signalé, où le malade éprouve une *répugnance absolue pour toute alimentation*. C'est alors que la déglutition devient difficile. Il arrive même, comme chez notre malade, que la vue, l'idée même des aliments, produit une impression profondément pénible.

Parmi ces symptômes du système gastro-intestinal, celui qui attire toujours le plus vivement l'attention est le *vomissement*. Ce symptôme est tellement fréquent qu'il est signalé dans près des deux tiers des cas. Il survient brusquement, presque sans prodrômes, ordinairement le matin, avant tout travail et très-peu de temps après le lever. S'il n'était notablement moins pénible, aurait une grande ressemblance avec le vomissement pituiteux des alcooliques. Les matières rejétées sont, en effet, toujours muqueuses, filantes, d'une transparence parfaite, incolores, ou bien dans quelques cas colorées par la bile. Ordinairement peu prolongés, les efforts ne laissent après eux aucun surcroît de fatigue.

Du côté des intestins, la *constipation* est la règle ; la diarrhée est exceptionnelle.

Vers cette époque, ordinairement un peu plus tard, se manifestent les *douleurs*. Ces douleurs n'existent pas dans tous les cas, témoin le cas de notre malade.

Leur siége est très-variable. Le plus souvent *lombaires*, ces douleurs peuvent exister à l'épigastre, se limiter à l'hypochondre droit, à une épaule, ou bien elles peuvent se répandre dans les membres. Parfois, enfin, elles existent à la fois dans toutes les parties du corps et sur tout à l'abdomen. Ainsi que nous l'avons observé chez notre malade, l'hyperesthésie tant des téguments que des organes profonds est telle que l'on peut se demander si une péritonite n'est pas survenue. Enfin, parmi les symptômes douloureux, nous citons la céphalalgie avec sentiment d'éclatement, de brisement de la tête, qui est si pénible pour un bon nombre de malades. Nous n'insistons pas sur ces douleurs, dont on a observé un cas pour l'abdomen, un cas pour les parois thoraciques, et un cas pour le pli inguinal.

Un autre symptôme attire l'attention de tous ceux qui approchent le malade, c'est la *mélanodermie*. Dans la forme commune de la maladie bronzée d'Addison, la mélanodermie est ordinairement générale. Il existe cependant des faits de mélanodermie partielle, et deux des observations que contient ce travail viennent s'ajouter à ces faits. Partielle ou générale, la pigmentation ne présente pas partout la même intensité. Le visage, le col, la face dorsale des mains, parties plus exposées au contact de l'air et à l'influence de la lumière, sont toujours d'une teinte plus foncée. Il en est de même de toutes les parties du tégument où le pigment se dépose plus abondamment chez le nègre ou chez les hommes de race blanche dont la peau est normalement colorée : tels sont les aréoles du mamelon, les parties génitales, le pourtour de l'ombilic, la peau des aines, de l'aisselle, celle du pubis. Cette accumulation de pigment est artificiellement provoquée ou augmentée par les excitants extérieurs, les révulsifs, quels qu'ils soient, et surtout par les vésicatoires. Chez notre malade, nous avons pu observer aussi,— détail omis dans la relation,—une accumulation notable de pigment autour d'une plaie consécutive à une eschare sous le grand trochanter droit.

L'évolution de ces plaques pigmentaires est très-remarquable. Elles débutent d'une manière uniforme dans la grossesse, dans les cas de pigmentation chez les phthisiques, et dans la forme commune de la maladie bronzée d'Addison. C'est du reste à peu près de la même manière que débute la pigmentation du petit nègre, sorti blanc du sein de sa mère. Une plaque de couleur café au lait apparaît vers le milieu du nez, s'étendant à droite et à gauche sous les orbites. Ordinairement après, mais quelquefois avant cette tache nasale, se forment une ou plusieurs taches semblables sur le front, puis sur les joues et sur le menton. D'abord parfaitement isolées, présentant des bords nettement distincts et une teinte uniforme, ces plaques s'étendent peu à peu, se touchent et finissent par se confondre en formant un masque complet. Les paupières sont habituellement indemnes, et la coloration s'arrête aussi dans un bon nombre de cas à quelques millimètres de la racine des cheveux. Quant à la barbe, elle fait dans certains cas une sorte de barrière de la même manière que les cheveux, même quand elle a été rasée ; dans d'autres cas elle n'empêche pas la pigmentation de se généraliser à toute la face. Quant aux poils des régions axillaire, inguinale, et des organes génitaux, loin de diminuer la pigmentation, ils semblent contribuer à l'augmenter. Parmi les parties pigmentées de la peau, nous devons citer comme plus noires celles qui sont aussi d'une couleur plus foncée, chez les noirs et spécialement sur la face, les pommettes et sur les mains, les parties qui recouvrent les articulations. La mélanodermie asthénique ne se borne pas au tégument externe ; elle s'étend toujours plus ou moins aux muqueuses. C'est là un caractère que M. Jeannin présente comme le plus important parmi ceux qui distingent la pigmentation cutanée des phthisiques de la maladie bronzée d'Addison. Cette pigmentation se présente sur la muqueuse buccale, tant gingivale que labiale, linguale et palatine, sous forme de taches disséminées d'une couleur tantôt jaune, tantôt d'un jaune brunâtre, d'autres fois, parfaitement noires. Sur la langue on voit le pigment envahir le derme et les papilles. Sur la voûte palatine, ces taches donnent une apparence qui rappelle le palais de certaines races de chiens. La muqueuse conjonctivale est ordinairement épargnée par le pigment, et sa blancheur, souvent augmentée par l'anémie, exagérant le contraste, contribue plus que tout le reste à donner au malade l'aspect d'un mulâtre. On cite cependant quelques cas de mélanodermie d'une couleur très-foncée sur tout le corps, qui n'ont pas épargné la muqueuse conjonctivale. Enfin, la muqueuse qui tapisse les petites lèvres et l'entrée du vagin, ainsi que celle qui recouvre le gland chez l'homme, prennent également une teinte violacée, d'abord par plaqués distinctes, puis uniformément.

Les appendices épidermiques sont aussi intéressés. Les cheveux deviennent plus noirs et aussi plus cassants. On ne cite qu'un seul cas de coloration des dents. Il n'existe aussi qu'une seule observation de coloration des ongles. Aussi la blancheur parfaite de la lunule a-t-elle été indiquée pour distinguer toujours sûrement la mélanodermie pathologique de celle qui est normale chez les nègres.

La coloration peut présenter toutes les nuances, depuis le jaune brunâtre (café au lait) jusqu'au noir de jais. Mais on peut dire qu'il est exceptionnel de rencontrer une couleur qui ressemble véritablement à celle du bronze (1).

Cette coloration présente des bords confus, sans netteté; elle se continue avec les parties saines en présentant successivement toutes les teintes de moins en moins foncées, qui s'observent sur diverses autres parties du tégument. La peau ne présente aucune élevure,

(1) C'est pour ce motif et aussi parce que c'est attribuer une importance plus grande au symptome mélanodermie qu'au symptôme asthénie; c'est pour ces deux motifs que M. B. Ball trouve fâcheux de se contenter de la seule dénomination de *bronzée* pour caractériser cette maladie. Avec plus de raison, M. Jaccoud propose le nom de *mélanodermie asthénique*. Mais, l'usage faisant loi, nous avons accepté le nom de *maladie bronzée d'Addison*.

aucune crevasse ni fissure; à moins de circonstances spéciales, comme dans le cas de notre malade, il n'y a aucune exfoliation. La particularité la plus remarquable que présente la peau est sa sécheresse, qui est ordinairement très-grande.

La peau est moins souple; elle ne se rétracte plus avec la même facilité qu'à l'état normal dans le sens de la flexion; mais, au contraire, elle se plisse sans que son étendue soit diminuée par la rétraction élastique normale. Cette particularité s'observait très-bien sur les doigts et surtout sur l'abdomen de notre malade.

C'est probablement aussi à cet état de sécheresse parcheminée et de trop grande ampleur de la peau de la face qu'il faut attribuer l'apparence de vieillesse hâtive que présente le visage de certains de ces malades.

Pour terminer ce qui touche à la mélanodermie dans cette maladie, nous ajouterons que, sur les parties les plus fortement pigmentées, on observe disséminées çà et là de très-petites taches pigmentaires, à bords nets, de forme irrégulière et d'une couleur noire comme l'ébène.

Coloration plus ou moins foncée, débutant ordinairement par la face, toujours plus intense sur la face dorsale des mains et des doigts, sur la face et sur les parties normalement pigmentées, présentant des bords diffus, non accompagnée d'exfoliation ni d'éruption, ni de fissures, présentant les mêmes caractères sur les muqueuses buccale et génitale, telle est la mélanodermie dans la forme commune de la maladie bronzée d'Addison.

Cette pigmentation peut manquer. Il est de règle que ce symptôme ne soit pas le premier de la maladie; il arrive même dans un grand nombre de cas qu'il soit le dernier paru des principaux symptômes de la maladie. Que l'asthénie fasse des progrès rapides sous l'influence de causes diverses, et on comprend que dans quelques cas, la mort survienne avant que la mélanodermie ait eu le temps de se développer. C'est le cas de 29 parmi les 73 malades dont les observations réunies composent le 3e tableau de M. B. Ball ; nous reviendrons sur ce point. Ajoutons cependant que Greenhow a remarqué que la teinte est toujours d'autant plus sombre qu'elle a mis plus de temps à se produire, et que c'est dans les cas chroniques qu'elle acquiert son maximum d'intensité.

L'asthénie, dominant constamment l'ensemble, un certain degré d'amaigrissement et d'anémie, une répugnance profonde pour les aliments, des vomissements glaireux et une constipation opiniâtre, des douleurs lombaires et épigastriques, la mélanodermie que nous avons décrite, tel est l'ensemble symptomatique de la seconde période de la maladie bronzée d'Addison; la durée peut être de près d'une année. Dans la plupart des cas on observe peu à peu le passage à la période cachectique. Les symptômes gastro-intestinaux sont considérablement aggravés ; s'ils avaient disparu, on observe leur retour. La débilité continue à faire des progrès. Divers troubles circulatoires s'ajoutent à cet état ; un pouls petit, faible, difficile à sentir, comme ondulant, présentant parfois quelques intermittences ; des vertiges (7 cas), des lipothymies, des syncopes (9 cas), dès que le malade veut quitter la position horizontale ; parfois même des tintements d'oreille, des troubles visuels s'ajoutent aux autres symptômes déjà si graves ; enfin on voit apparaître le refroidissement des extrémités.

3e *période :* Dans la *période cachectique* tous les symptômes prennent un *caractère de gravité*, qui indique une issue funeste. L'étude du *sang*, indiquée par l'impossibilité de trouver à la maladie une localisation en rapport avec les symptômes, a été faite un bon nombre de fois et par des observateurs divers. Dans la presque totalité des cas le sang a été trouvé normal. Toutefois, on trouve la *leucocytose* notée 7 fois, la *mélanémie* une fois, la *chlorose* une fois. Greenhow a noté une *proportion plus grande* que la normale pour *les globules rouges du sang*. M. Ball reconnait dans cette particularité une différence considérable entre l'asthénie surrénale et l'affaiblissement qu'on observe dans les autres affections générales.

Tous les symptômes de la seconde période persistent avec une gravité plus grande. *L'affaiblissement* est tel que le malade demeure absolument immobile. Les mouvements de ses yeux expriment presque seuls la conservation de l'intelligence. Le visage n'est plus qu'un masque passif. Le courage ou plutôt la force de parler arrive même à manquer. Le malade paraît indifférent et semble ne désirer que la tranquillité. Cet état, bien qu'il soit parfaitement distinct de celui des typhoïdes en état d'adynamie, justifie cependant l'expression d'abrutissement employée dans l'observation prise à l'Hôtel-Dieu. La répugnance pour toute alimentation demeure à son maximum; la *langue* perd tout enduit saburral, parfois elle se sèche. On a signalé dans quelques cas des fuliginosités des lèvres, des dents et de la langue. Quant aux vomissements, ils disparaissent habituellement pendant les derniers jours. La constipation persiste souvent : mais dans quelques cas elle est remplacée par une *diarrhée abondante*, qui précipite l'issue funeste.

La *température* s'abaisse de plus en plus; le refroidissement des extrémités gagne progressivement vers la racine des membres; le *pouls* est tantôt ralenti (Addison, Martineau), tantôt accéléré (Hayden, Macker, Ulrich); il peut varier de 64 à 140; mais il reste toujours irrégulier, inégal, intermittent, petit et misérable. La respiration est quelquefois accélérée, cependant il n'y a *pas de fièvre*, sauf le cas excessivement rare de complications inflammatoires.

Enfin, on a signalé une *odeur cadavéreuse* spéciale, comparable à celle du poisson pourri et Greenhow l'attribue à un commencement de décomposition putride pendant le cours de cette *longue agonie*.

MARCHE, DURÉE, TERMINAISON.

La série des phénomènes dans l'ordre que nous avons suivi est celle de la maladie suivant la **marche** la plus commune, la plus régulière qu'on pourrait appeler *normale*. Mais dans un bon nombre de cas l'ordre peut être *interverti*; l'enchaînement des symptômes ne suit plus la même marche. Chez certains malades, la maladie est *intermittente* à proprement parler, subissant tour à tour des exacerbations et des rémissions successives, soit sous l'influence d'un traitement rationnel, soit par les seule forces de la nature (Ball).

Il est très-difficile, ainsi que le fait observer M. B. Ball, d'indiquer avec précision la **durée** d'une maladie, dont le début est aussi insidieux.

Vraisemblablement tous les chiffres qui sont donnés indiquent une durée qni est au-dessous de la vérité. M. Ball a trouvé dans 78 cas les plus exempts de complications, 39 cas d'une durée de moins d'une année et 39 de plus d'une année. Remarquons cependant que les cas de moins de trois mois de durée sont rares, et que les cas de plus de deux ans sont plus rares encore.

D'où la conclusion que la *durée des cas les plus ordinaires est de* 3 *mois à* 2 *ans*. Comme exceptionnels on cite d'une part un cas dont la durée n'a pas dépassé 6 *semaines*, et d'autre part 5 cas de 3 ans, 2 de 4 ans, 1 de 5, 1 de 7 et même 1 de 8 *ans*.

Il est inutile d'ajouter que les complications, de quelque

nature qu'elles soient, contribuent à diminuer la durée de la maladie.

Parmi les modes de **terminaison,** on signale comme possible la *guérison*.

« Sous l'influence de ce traitement ou par les seules forces de la nature, d'après M. Ball (1), l'affection peut rétrograder : tous les symptômes paraissent alors s'amender et la pigmentation elle-même entre dans une phase décroissante : c'est ainsi que plusieurs sujets peuvent se flatter d'être revenus à la santé. Une des malades de Greenhow a pu se marier, au sortir de l'hôpital, ce qui fait supposer une amélioration profonde et durable. Mais à ces périodes de repos succèdent presque toujours des rechutes, et la maladie, un instant arrêtée, reprend de nouveau son cours. »

La mort est la terminaison ordinaire de la maladie bronzée d'Addison. Le plus souvent elle termine cet affaiblissement progressif et survient lentement dans le *coma* (10 cas). On a aussi cité 2 cas de mort dans un *état typhoïde* bien défini. Dans cet état comateux la *mort subite* a été signalée 3 fois.

Parmi les accidents qui précèdent immédiatement la mort, on signale le *délire* (10 cas) et des *accidents convulsifs* (8 cas). Cependant la mort dans le coma est beaucoup plus fréquente.

(1) Dict. encyclopédique des sciences médicales. Article Bronzée (maladie).

COMPLICATIONS.

Sous ce titre, nous rangeons une série d'accidents exceptionnels, qui n'appartiennent pas en propre à la maladie bronzée d'Addison, et sur la valeur desquels on n'est pas encore bien fixé. Ces accidents sont d'abord l'*albuminurie* dont M. Ball cite 3 cas auxquels nous pourrions ajouter l'observation d'un malade du service de M. Bouillaud à la Charité, si l'autopsie avait permis de compléter cette étude ; puis l'*œdème* sans albuminurie, l'*ascite* sans albuminurie, des *sueurs profuses*, de l'*ictère*, des *troubles menstruels*, des *pertes séminales*.

L'hémiplégie, l'incontinence d'urine, les diverses paralysies et autres affections semblables nous paraissent devoir être rangées parmi les *maladies concomitantes*.

DIAGNOSTIC.

Le diagnostic de la forme ordinaire de la maladie bronzée d'Addison doit être fait avant ou après l'apparition de la mélanodermie.

I. Le premier cas, c'est-à-dire le *diagnostic de l'asthénie surrénale sans mélanodermie*, pourra paraître inutile aux médecins qui n'admettent pas l'existence de la maladie bronzée d'Addison sans mélanodermie. Nous reviendrons sur ce point, nous bornant à rappeler ici que la mélanodermie apparaît souvent après les autres symptômes principaux. Ce motif suffit pour établir l'opportunité du diagnostic de la maladie, sans attendre la mélanodermie.

Ce diagnostic présente de grandes difficultés parfaitement exposées par M. B. Ball (1.) « Sans doute, dit-il, il serait permis, à la rigueur, de soupçonner l'existence de cette affection chez un sujet frappé d'un affaiblissement manifeste, et qui fait des progrès continuels sans qu'il existe aucune affection générale, aucune lésion locale pour le justifier; et cette hypothèse pourrait acquérir un certain degré de probabilité si des douleurs épigastriques ou lombaires, si des troubles gastro-intestinaux venaient se joindre à l'asthénie primitive, sans provoquer un amaigrissement bien manifeste et sans donner lieu aux signes ordinaires

(1) Dict. encyclopédique des sciences médicales. Article Bronzée (maladie).

de l'anémie. Mais quel est le clinicien qui, sur de pareils fondements, oserait affirmer l'existence d'une cachexie surrénale? »

« La difficulté devient plus grande encore, ajoute M. B. Ball, lorsque la maladie, au lieu d'être primitive, se développe à la suite d'une carie vertébrale ou dans le cours d'une tuberculisation pulmonaire. »

Aussi est-il prudent de réserver son jugement jusqu'à l'apparition de la mélanodermie.

II. Le *diagnostic de la maladie bronzée d'Addison avec mélanodermie* doit s'appuyer sur l'ensemble des symptômes de la maladie, et interpréter ce symptôme lui-même pour établir une distinction d'avec toutes les maladies qui peuvent s'accompagner d'une coloration plus ou moins foncée de la peau.

Pour passer en revue les principales maladies qui présentent des colorations cutanées, nous suivrons l'ordre indiqué dans l'excellente thèse de M. le docteur Fabre (1).

Nous ne nous arrêterons pas aux maladies classées dans une première division : *mélanodermies congénitales*, parmi lesquelles nous trouvons le *lentigo*, les *nœvi pigmentaires*, le *vitiligo congénital*, l'*ichthyose noire congénitale*, et la *nigritie congénitale*. De ce que ces maladies sont congénitales et par conséquent compatibles avec la santé, nous pouvons induire qu'elles n'ont pas à être différenciées d'avec la maladie bronzée d'Addison.

Les *mélanodermies* classées dans la seconde division sont *acquises* et par conséquent, contrairement à celles de la première division qui n'ont rien de morbide, ces mélanodermies sont *toujours symptomatiques*.

(1) Le Dr Paul Fabre. Des mélanodermies et en particulier d'une mélanodermie parasitaire. Thèse de Paris 1872.

M. Fabre les a distinguées selon qu'elles sont : 1° *de cause interne* ou 2° *de cause externe.*

1° Les *mélanodermies de cause interne* comprennent les mélanodermies des cachexies, — celles qui sont symptomatiques d'une lésion centrale encore mal définie, — celle de la grossesse. Cette classe est de beaucoup la plus importante pour le diagnostic. Aux symptômes cutanés s'ajoutent les symptômes de cachexie pour augmenter les difficultés du diagnostic.

Parmi toutes les mélanodermies cachectiques, celle qui présente le plus de similitude avec la surrénale et qui est aussi la moins étudiée au point de vue du diagnostic est la **pellagre**. Caractérisée du côté de la peau par une coloration noire ou plutôt chocolat, marquée avec une intensité plus grande sur les parties exposées aux rayons solaires, par conséquent à la face et sur le dos des mains, la pellagre présente comme symptômes généraux des vertiges, des douleurs vagues, de la céphalalgie, parfois aussi des douleurs abdominales. De plus, un épuisement progressif, avec plus ou moins d'amaigrissement et d'abattement moral, conduit à une cachexie très-prononcée, circonstance favorable pour le développement de lésions tuberculeuses, lorsque ne survient pas le délire, si bien caractérisé par la tendance au suicide par la submersion. C'est là un ensemble symptomatique qui présente de nombreux points de ressemblance avec la maladie bronzée d'Addison. Mais tandis que pour celle-ci la règle est la constipation et les vomissements, pour la pellagre c'est la *diarrhée* et la *boulimie;* tandis que la cachexie surrénale suit ordinairement une marche régulièrement progressive, la pellagre procède *par poussées* toujours *au printemps.* Il est inutile d'ajouter que cette maladie est *endémique en*

Lombardie. On fera plus facilement encore le diagnostic par l'étude de la mélanodermie elle-même. Débutant rarement d'emblée, la mélanodermie pellagreuse est ordinairement *précédée de l'erysipèle pellagreux*. La peau *rougit* d'abord, *se tuméfie*, donne une sensation de *démangeaison*, de cuisson très-intense; « puis l'*épiderme durcit*, prend un aspect rugueux, une teinte gris-sale ou brunâtre, *se fendille en petites lamelles*, et *s'exfolie* lentement en laissant à la peau une apparence *lisse, unie, et une coloration rouge* qui persiste assez longtemps (1), » fort heureusement comparée à la cicatrice d'une brûlure très-superficielle. La bouche, la langue et le pharynx, loin d'être pigmentés, sont dans certains cas d'une pâleur livide, dans d'autres d'un rouge vif et souvent sont le siége d'excoriations disséminées çà et là.

Nous devrions placer ici l'étude du diagnostic des *mélanodermies par* **cachexie tuberculeuse** *ou* **scrofuleuse**, *par* **cachexie cancéreuse** et *par* **cachexie paludéenne.** Cette étude sera mieux placée au chapitre des *formes exceptionnelles* de la maladie bronzée d'Addison.

Nous ne citons que pour mémoire la *mélanodermie par cachexie albuminurique*, et la *mélanodermie attribuée à la cachexie de la paralysie générale* à marche simple dans une observation publiée par M. A. Regnard dans la *Gazette hebdomadaire de médecine et de chirurgie pratiques* de 1865.

Nous n'insistons pas davantage sur les formes très-rares de *syphilides pigmentaires* qui ont été rattachées par certains auteurs à la *cachexie syphilitique*.

D'après M. Ball, « chez les jeunes personnes dont le teint est naturellement foncé, la *chlorose* donne lieu quelquefois à une

(1) Thèse de M. le Dr Paul Fabre.

couleur sombre du visage (*Yellow bronzing, Laycock,*) qui ressemble de loin à la mélanodermie ; mais les caractères du *pouls*, l'intensité des *souffles vasculaires* et surtout la connaissance des *antécédents* doivent suffire ici pour rendre une erreur impossible (1). »

Ajoutons que dans sa thèse sur la coloration bronzée de la peau dans les maladies (Paris 1866), M. le docteur Landois attribuait à la CACHEXIE la *mélanodermie qui coïncide* parfois *avec le mal de Pott*. N'admettant pas la maladie bronzée d'Addison comme entité morbide, M. Landois cherchait à démontrer que, dans les observations qu'il rapporte, la mélanodermie est étrangère au mal de Pott ; d'où il conclut qu'elle n'a de rapports qu'avec l'état cachectique, que c'est une mélanodermie cachectique. Conclusion à laquelle M. le docteur Fabre oppose le fait observé à la clinique médicale de la Pitié et qui a fait l'objet d'une leçon de M. Ball publiée dans la *Gazette des hôpitaux* (n° du 23 novembre 1870 et n° du 11 janvier 1871). Ce malade n'était nullement cachectique.

La **cachexie sénile** qui s'observe assez rarement isolée, même dans les hôpitaux de vieillards, présente parfois une *pigmentation diffuse et généralisée* à toute la surface cutanée. Sa teinte se rapproche beaucoup de celle des vieux ictères, Mais on distinguera toujours cette maladie parce que la coloration diffuse ne présente *pas de coloration plus foncée sur le visage, la face dorsale des mains et les* autres points signalés, *pas de coloration des muqueuses, pas de vomissement, pas de localisation de la douleur au lieu d'élection* de la douleur de la maladie bronzée d'Addison. La cachexie elle-même présente de grandes différences : *tandis que le cachectique par affection surrénale est surtout épuisé*, à bout de forces et d'énergie, *le cachectique par sénilité est surtout gâteux*. Nous

(1) Ball. Dictionnaire encyclopédique, article cité.

ne dissimulons pas cependant que dans quelques cas, le diagnostic présente de grandes difficultés. Signalons cependant que *l'âge* est *par lui-même* un élément important du diagnostic, puisqu'il n'existe actuellement dans la science que 4 cas de maladie bronzée d'Addison au-dessus de 55 ans.

Après ces maladies présentant une mélanodermie de cause interne et habituellement généralisée, se placent naturellement les maladies dont la *mélanodermie*, aussi *de cause interne*, est *habituellement circonscrite*. Nous ne nous arrêterons pas au *mélasma*, à la *carate des pays chauds* ; nous n'insisterons pas non plus sur les *éphélides scorbutiques* d'Alibert, ni sur cette espèce de *vitiligo* récemment décrite par Erasmus Wilson sous le nom de *morphea nigra*, affections qui ne présentent aucun intérêt pratique.

L'ichthyose noire affecte ordinairement la forme de plaques irrégulières. Ces *plaques* sont formées par la juxtaposition d'un grand nombre de *productions épidermiques arrondies, dures* et d'une coloration plus ou moins noire ; tantôt générale, tantôt localisée au tronc ou aux membres, l'ichthyose *respecte toujours les aisselles, la peau des mains*, la plante des pieds. (Hardy, clinique photographique des maladies de la peau). Cet ensemble des symptômes contraste absolument avec l'état lisse et souple de la peau dans la mélanodermie surrénale, et aussi avec l'accumulation plus spéciale du pigment dans la peau de la face dorsale des mains et dans celle de l'aisselle, qu'on observe toujours dans cette maladie. D'ailleurs l'asthénie d'un côté, la *conservation de la santé* de l'autre, ne peuvent laisser aucun doute.

La Sclérodermie, maladie rare, donne aussi à la peau des colorations anormales. Cette couleur est tantôt pâle, tantôt jaunâtre ou grise, d'autres fois jaune ou parsemée de taches rouges ; mais la plus curieuse de ces couleurs est certainement la couleur brune indiquée pour la première fois par M. Putégnat (Paul Horteloup, thèse de 1865 sur la sclérodermie).

L'épaississement avec induration de la peau au début, que M. Hillairet caractérise par cette expression pittoresque : « il semble que le malade ait une tête de bois », des taches bistres ou rouges, parfois même vasculaires, qui ne deviennent brunâtres que plus tard.

L'*absence d'asthénie*, *de vomissements* et autres signes qui sont le propre de la maladie bronzée d'Addison, tels sont les symptômes qui ne laisseront jamais confondre la sclérodermie avec la maladie dont nous nous occupons. La *marche* de la sclérodermie qui procède *par poussées*, laisse *des fissures profondes*, une *peau si épaisse et si roide* qu'elle limite les mouvements, confirmeront la distinction d'avec la mélanodermie asthénique.

Les ***syphilides pigmentaires*** présentent parfois la même teinte que la maladie bronzée d'Addison, mais, selon la description de M. le professeur Hardy en 1853, elles paraissent à la seconde période de la syphilis, alors que *la cachexie n'est pas* à redouter; elles forment des *taches irrégulières, d'un gris clair*, « *de la dimension d'une pièce de 50 centimes ou de 2 francs, semées sur une partie décolorée et plus blanche que le reste du corps.* » Leur siége presque toujours limité autour du cou (*collier de Vénus*), les *antécédents* et le *traitement* ne laisseront pas de doutes.

Quant aux ***taches pigmentaires consécutives*** *aux éruptions syphilitiques guéries*, elles présentent des formes, un siége et surtout une *coloration* plus ou moins *semblable à celle du jambon fumé* qui ne laisseraient pas de doutes, lors même que les commémoratifs ne pourraient entrer en ligne de compte.

Les ***éphélides des femmes enceintes et de la dysménorrhée*** (1) siégent au début et presque toujours uniquement à la face, autour du mamelon et sur la

(1) M. Bazin n'admet chez les femmes enceintes qu'une seule forme de macules, toujours parasitaire. M. Hardy, au contraire, distingue le *chloasma*, qui est parasitaire, et « dans lequel il y a des squames et des démangeaisons, des *éphélides*, qui sont dues à une simple altération pigmentaire,s san aucun autre symptôme.(Note de la thèse de M. Fabre.

ligne blanche. Leurs *contours* plus ou moins irréguliers sont *nets* et tranchent d'autant mieux sur les parties voisines que ces parties voisines sont elles-mêmes plus pâles, comme si la matière pigmentaire s'était déplacée.

La couleur de ces éphélides est exactement la même que celle de la maladie bronzée d'Addison et celle des phthisiques, atteignant rarement des teintes foncées, elle présente toutes les nuances, depuis le jaune brunâtre café clair, jusqu'au brun. Elle *débute ordinairement vers le quatrième ou cinquième mois* de la grossesse et *progresse jusqu'à la fin* de l'état gravide. A cette époque il est ordinaire que la pigmentation *commence à décroître pour disparaître complètement vers les premières semaines*; il arrive cependant que la mélanodermie demeure indélébile. La **nigritie partielle** paraît être la même mélanodermie poussée à un degré plus avancé.

Il n'est pas sans intérêt d'observer que M. Jeannin et M. Royer attribuent toutes ces méloanodermies analogues, soit à une *suppression des règles* chez les femmes enceintes et dysménorrhéïques, soit à l'*absence d'hémorrhagies* broncho-pulmonaires chez les phthisiques pigmentés. Le mécanisme serait, pour ces auteurs, qu'une accumulation anormale d'hématine, habituellement prévenue par des hémorrhagies, donnerait naissance par sa transformation aux éléments pigmentaires qui déterminent la mélanodermie en se fixant sur les points où le pigment se fixe le plus facilement, ainsi que le démontre l'histoire de la formation de la coloration noire chez les jeunes nègres. Deux publications sont venues depuis cette époque confirmer ces observations, ce sont les douze cas de mélanodermie chez des jeunes filles dysménorrhéïques de 15 à 23 ans qui ont été publiés par Banks, de Dublin; et le cas de mélanodermie survenue immédiatement après la ménopause publié par Lyons.

Le diagnostic de ces éphélides peut parfois présenter quelques difficultés; mais *sa marche classique* dans le plus grand nombre des cas, son *état stationnaire* dans les autres, — *l'absence des vomissements et des douleurs* de la mélanodermie d'origine surrénale, — *l'absence d'asthénie* surtout, fixeront le diagnostic.

La **pseudo-pellagre des aliénés** est caractérisée, d'après M. le professeur Tardieu (1), « par des *plaques érythémateuses*, siégeant *aux extrémités*, et par une *diarrhée* cachectique incoercible, qui ne se montrent que dans la période ultime des *formes dépressives de la folie*. » Ce sont là des caractères qu'il suffit de citer pour les distinguer d'avec ceux de la mélanodermie d'origine surrénale.

La **coloration ictérique** peut arriver à se rapprocher des mélanodermies quand elle s'est *reproduite un grand nombre de fois* et avec une intensité qui augmente progressivement. Mais on arrivera toujours à distinguer ce symptôme par les manifestations concomitantes de la maladie, et surtout par les *démangeaisons*, le *prurigo*, la *coloration des sclérotiques* (qui ne demeurent pas blanches comme dans la mélanodermie), par la *couleur grise des fèces*, la présence *dans l'urine des matières colorantes de la bile*, par la *teinte plus jaune de la coloration* même de la peau. Quant à l'**ictère noir**, c'est un fait historique avec lequel la pratique médicale ne paraît pas devoir compter.

Nous n'insisterons pas davantage sur les taches d'une *couleur ardoisée ou noire*, absolument *uniformes* dans leur intensité, présentant des *bords nets* et une forme plus ou moins *arrondie*, qu'on observe assez fréquemment *sur la face dorsale des mains des vieillards*. Ce sont ces taches que les anciens appelaient **taches de mort**, bien que, d'après M. le professeur Hardy, « elles ne se rapportent à aucun état morbide. » M. Bazin les rapporte à la nigritie.

Même dans les cas de cachexie sénile, nous croyons impossible de confondre ces taches de mort avec les pigmentations

(1) Rapport au Comité consultatif d'hygiène, 1859.

de la maladie bronzée d'Addison, qu'on trouve non-seulement sur les mains, mais aussi sur la face et le col, qui présente des bords diffus, une couleur qui n'est nullement uniforme et toute une série de symptômes généraux qui n'accompagnent pas d'ordinaire ces taches de mort.

2° La dernière série des faits réunis par P. Fabre comprend les *mélanodermies acquises et de cause externe*. Parmi ces maladies, plusieurs présentent une véritable importance pratique pour le diagnostic.

Nous n'insisterons pas sur le diagnostic qui doit être fait d'avec le ***pityriasis versicolor***, le ***pityriasis nigra*** et le ***chloasma des femmes enceintes***. Toutes ces maladies sont dues, d'après M. le professeur Hardy, à la présence du *microsporon furfur*, lequel, d'après Kuchenmeister, *siége toujours et uniquement dans la couche cornée de l'épiderme*. La dernière de ces maladies se distingue par sa *marche* et les *circonstances* qui l'accompagnent; les deux autres par la netteté de leurs bords, leur *coloration qui ne présente rien*, qui rappelle le *jaune* de l'infusion plus ou moins diluée de café torréfié, et surtout par l'*exfoliation sous forme de poussière blanche* avec une *marche* progressivement envahissante, un siége qui ne répond nullement au lieu d'élection de la mélanodermie d'Addison, et l'*absence des symptômes asthéniques et autres*, de cette cachexie surrénale.

A côté de ces colorations cutanées dues à des *parasites végétaux*, nous devons placer le fait encore unique dans la science que le professeur Marowsky a publié en 1868 dans Ziemssen.

C'est un cas de mélanodermie développée chez un étudiant âgé de 24 ans, *à la suite d'une fièvre intermittente*. Un *affaiblissement général*, une *anesthésie plantaire et palmaire*, la *mélanodermie* d'abord *de l'abdomen*, plus tard *de la face et du col*, enfin une *desquamation* qui ne présente pas les caractères de la desquamation pityriasique, tels sont les symptômes observés. Dans l'impossibilité de rapporter ce cas à une espèce pathologique décrite, le professeur Marowski fit des recherches qui le conduisirent à reconnaître dans la peau la présence d'un cryptogame du genre *cryptococcus* et auquel il donna le nom de *Cryptococcus Addizonii*.

En terminant le travail dans lequel il publie ce fait, l'auteur porte ces conclusions : 1° Il existe une vraie maladie bronzée d'Addison, avec altération des capsules surrénales. 2° Il existe aussi une fausse maladie d'Addison sous la dépendance de la formation d'un parasite et qui pourrait survenir sans altération des capsules surrénales.

D'après M. Jaccoud il ne s'agissait peut-être, dans ce cas, « *que d'un pityriasis versicolor* » avec quelque autre maladie concomitante.

Sans nous prononcer sur la valeur de ce fait, nous ferons observer qu'il ne sera pas possible de confondre avec la mélanodermie surrénale une affection qui présente une desquamation et qui est accompagnée d'anesthésie des extrémités, lorsqu'en même temps on n'observe ni anémie, ni amaigrissement, ni les vomissements, ni les douleurs, qui caractérisent la mélanodermie d'origine surrénale.

Ce n'est que pour mémoire que nous signalons les cas de ***mélanodermie consécutive à l'eczéma*** *des mains, des bourses, des jambes, etc.* Il nous paraît difficile même dans les cas compliqués d'asthénie et d'amaigrissement soit sénile, soit morbide, il nous paraît difficile de confondre avec la mélanodermie d'origine surrénale, des pigmentations de *couleurs très-inégales*, avec *modifications cicatricielles de la peau* présentant *des bords irréguliers ordinairement assez nets*, manifestement *consécutives à un eczéma*. L'absence de pigmentation des muqueuses, des vomissements, des douleurs de la maladie bronzée confirment ce diagnostic qui ne peut être établi sur des bases plus précises à cause de la multiplicité des formes que peuvent prendre ces mélanodermies eczémateuses.

Alibert (1) rapporte l'histoire d'un vieillard de 60 ans atteint d'un

(1) Alibert, précis théorique et pratique des maladies de la peau.

prurigo sénile. Aux démangeaisons qu'on observe ordinairement dans ce cas, ont succédé des taches. « Ces *taches d'abord grisâtre, puis d'un brun café*, s'éloignent au point d'occuper une étendue considérable. *Toute la surface cutanée* en est masquée. »

« Il est à considérer, dit encore Alibert dans sa relation, que dans les parties saines, la peau est d'un *blanc d'albâtre, analogue à celui de la peau du cadavre*. Par ce contraste, le malade paraît chamarré comme un zèbre ou comme certaines vaches des campagnes de Bretagne.

» Cet homme éprouve des *démangeaisons* considérables sur diverses parties du corps; sa peau offre aussi des *écailles furfuracées* qui proviennent des frottements réitérés qu'il exerce sur la peau pour apaiser le prurit dont il était dévoré. La *face* du malade est *d'un jaune plombé.* »

A côté de ce *prurigo senilis*, nous pouvons ranger le ***prurigo formicans***, le ***lichen*** et surtout le ***prurigo pédiculaire.*** Toutes ces maladies ne se rapprochent de la maladie bronzée d'Addison que par la coloration du tégument. Cette coloration même est facile à distinguer parce qu'elle est *nettement limitée sur ses bords* et parce qu'elle *persiste ordinairement pendant un certain temps*, pour disparaître ensuite. Mais *l'absence de l'asthénie, de l'amaigrissement et des autres symptômes généraux graves* de la maladie bronzée d'Addison ne laissent point place à l'hésitation.

Nous nous contenterons de citer le ***hâle*** qui est attribué à *l'action du vent, du soleil, de l'air de la mer et des côtes.* Il en est de même des ***éphélides ignéales*** tantôt *jaunes*, tantôt *violacées* qui *suivent le trajet des veines* et que l'on attribue à *l'action prolongée du feu des chaufferettes* sur les jambes des vieilles femmes, ou *du feu de forge* sur toutes les parties découvertes du tégument des ouvriers. L'absence des symptômes généraux de la maladie bronzée d'Addison, la coloration normale du lieu d'élection de la pigmentation de cette maladie, enfin et surtout la connaissance de la cause suffiront pour établir le diagnostic.

Le diagnostic d'avec la ***mélanodermie phthiria-***

sique présente un intérêt très pratique dans les hôpitaux. Nous ne pouvons mieux faire que de prendre les éléments du diagnostic dans l'excellente thèse de M. Fabre.

« Outre *une première couche de crasse*, dit-il, que les bains font disparaître rapidement, il peut exister, chez les personnes qui sont couvertes de poux, une *coloration exagerée de cellules épidermiques*, cette coloration est brunâtre, sépia. Elle est beaucoup plus intense au niveau des *parties habituellement cachées sous les vêtements et qui sont le plus à l'abri des frottements*; *la tête, les mains, les pieds, le cou sont le plus souvent exempts de cette pigmentation*, ou sont dans les autres cas d'une teinte bien moins foncée que le reste du corps. Les plis articulaires ne présentent pas en général une coloration plus foncée que les parties voisines.

Les *muqueuses*, au moins celles accessibles à la vue, *ne participent pas à cette exagération de la couleur*.

Généralement, les taches sont *colorées uniformément* et à mesure qu'elle se rapprochent des parties qui présentent une teinte normale, elles vont s'effaçant graduellement sans être limitées par un contour plus ou moins régulier, comme celui du chloasma des femmes en couches.

Le pigmentation s'est offerte très-rarement sous forme de plaques circonscrites. La *peau* est quelquefois *rugueuse*.

Elle nous a paru *toujours sèche*, la fonction sudorale semble supprimée : l'*épiderme est habituellement épaissi*; dans certains endroits il est lisse et luisant.

Les diverses *couches épidermiques sont munies de pigment*. Le *grattage*, enlevant des traînées de cellules pigmentées, *laisse une trace plus pâle* que les parties voisines.

Cette mélanodermie coïncide presque toujours avec des *démangeaisons atroces;* presque constamment il existe du *prurigo*.

Elle peut survenir (et M. Ollivier attirait souvent notre attention sur ce point) chez des *gens bien portants* comme chez des personnes affaiblies par l'âge, les privations, les excès où les maladies.

D'après le nombre restreint des exemples que nous avons eu l'occasion d'observer ou de recueillir dans les auteurs, il semble que la *vieillesse y prédispose*. Tous les cas que nous avons rassemblés se rapportent, en effet, à des peronnes d'un âge qui oscille entre 44 et 86 ans. Le sexe ne paraît avoir aucune influence sur cette forme de mélanodermie.

Les insomnies dues aux démangeaisons peuvent amener un *affaiblissement considérable et les divers troubles nerveux* qu'Alibert a observés et si bien décrits chez les phthiriasiques.

D'ailleurs, les conditions hygiéniques habituellement mauvaises qui favorisent la repullulation des poux, contribuent pour une grande part à amener cet état d'affaiblissement.

Le délabrement de la santé n'est pas la cause essentielle de cette mélanodermie, celle-ci ayant été observée chez des sujets robustes, mais il peut faciliter l'invasion ou le développement de la phthiriase.

« *Causa ablata, tollitur effectus.* » Cette mélanodermie tend à disparaître dès que le corps a été débarrassé de ses parasites. Elle est donc curable. »

Cette description ne fait qu'énumérer une série de contrastes avec la mélanodermie d'origine surrénale.

Le pigment de la maladie bronzée d'Addison siége dans le corps muqueux de Malpighi, et non dans l'épiderme. Il ne cède ni aux lavages, ni au grattage. Les parties les plus pigmentées sont la face et les mains, et non pas les parties couvertes. La règle est que les muqueuses portent des taches pigmentaires. La peau est sèche comme dans la phthiriase, mais elle n'est ni rugueuse, ni épaissie. Enfin il n'y a pas de démangeaisons.

Cette mélanodermie phthiriasique très-commune dans les hôpitaux, est cependant très-difficile à reconnaître. Nous croyons avec M. Fabre, que cette maladie, mieux définie depuis ses travaux sur ce sujet, a été méconnue dans plusieurs cas qui ont servi et servent encore à augmenter le nombre des cas de maladies d'Addison sans lésion des capsules surrénales. Nous reviendrons sur ce point.

Ajoutons cependant que si nous ne faisons pas le diagnostic entre la maladie bronzée d'Addison et la ***mélanodermie par privation***, c'est que nous faisons rentrer ces cas parmi ceux de mélanodermie phthiriasique Analysant les observations une à une, M. Fabre a parfaitement établi que l'observation de la chiffonnière de 77 ans, publiée dans la thèse de M. Martineau, les faits énumérés par M. Boucher de la Ville Jossy en 1861, ceux de M. Georges Pouchet en 1864, et les 8 observations de la thèse de M. Gillet (1869), bien que décrits comme cas de mélanodermie par privation, ne sont que des observations de mélanodermie phthiriasique. « Dans six des huit observations de M. Gillet, dit M. Fabre, les *poux* ou tout au moins le *prurigo* sont mentionnés, et dans les deux autres très-écourtées, on n'a pas signalé l'absence de phthiriase »

Il en est de même de :

L'*observation de Greenhow*, citée dans la thèse d'Hurlaborde ;

La ***maladie pseudo-bronzée de Krankheit;***

La ***maladie des vagabonds*** des auteurs anglais.

Dans tous ces cas, les symptômes sont les mêmes ; la couleur occupe le même siége ; on y trouve des parasites et la maladie se termine heureusement par un traitement parasiticide.

De même que les cas de M. Fabre, ceux-ci se distinguent de la maladie bronzée d'Addison par l'absence d'une faiblesse générale et progressive, l'absence de palpitations et de lipothymies, l'absence des troubles gastriques ordinairement signalés, l'absence de douleurs céphaliques lombaires et épigastriques, par les démangeaisons très-vives, par l'absence de plaques pigmentaires sur les muqueuses, l'absence de pigmentation plus foncée sur les parties découvertes du corps, enfin par le siége de la coloration dans les parties superficielles de la peau et la conservation des cheveux sans modifications.

Pour terminer, nous ajouterons le diagnostic différentiel d'avec deux sortes de ***pseudo-mélanodermies*** produites l'une par l'absorption ***des sels d'argent***, l'autre par l'absorption des ***sels d'aniline***.

La coloration de la peau par *absorption des sels d'argent*, indiquée d'abord par Swediaur puis décrite parfaitement par Rayer, est générale, *toujours plus intense sur la face et les mains* ; mais toutes les parties de la face, toutes les parties des mains sont uniformément colorées. De plus, la coloration offre habituellement un ton *bleu ardoisé*, parfois aussi une couleur absolument cuivreuse. Enfin le liséré métallique qui borde le collet des dents et les *commémoratifs* ne peuvent pas laisser de doutes sur le diagnostic.

L'absorption de *préparations des sels d'aniline* (l'aniline elle-même ne produit pas les mêmes accidents) produit des *lipothymies* et une *coloration des téguments*. Mais cette *coloration* est parfaitement *violette*. Elle est due, d'après MM. A. Ollivier et G. Bergeron (1) « à ce que, dans le sang, le sulfate

(1) Journal de physiologie de Brown-Séquard, juillet 1863, tome VI.

d'aniline s'oxydant, colore le sérum en rouge violacé, et cette coloration, visible à travers le peu d'épaisseur des téguments, est une explication très-rationnelle dans ce singulier phénomène. » *C'est donc une coloration violette visible par transparence plus spécialement dans les parties où le tégument présente le plus de minceur.*

Nous ne faisons que signaler aussi la **coloration cutanée des ouvriers en cuivre**, qui ne sera pas confondue avec la maladie bronzée d'Addison, parce que cette coloration est parfaitement *compatible avec la santé* et ne modifie que très-peu les maladies intercurrentes.

Nous ne citons que pour nous conformer à l'usage le diagnostic que font les auteurs avec le **cancer mélanique généralisé**. Il nous paraît impossible de ne pas pouvoir distinguer d'une mélanodermie véritable, une maladie caractérisée du côté du systéme tégumentaire par des *noyaux indurés* disséminés dans les couches profondes de la peau et sous la peau des membres et du tronc, dont le volume varie depuis celui d'un pois jusqu'à celui d'une tête de fœtus, dont la couleur noire ou ardoisée se distingue imparfaitement par transparence, et qui sont enfin toujours plus ou moins sensibles à l'exploration et douloureux spontanément. En même temps que ces symptômes cutanés, existent d'autres symptômes généraux de cachexie cancéreuse, qui ne présentent qu'une ressemblance imparfaite avec la cachexie surrénale.

PRONOSTIC.

La mort est la terminaison ordinaire de la maladie. — M. Ball, trouvait en 1870 dix-huit observations de guérison de la maladie bronzée d'Addison. Bien qu'il exprime quelques doutes sur l'exactitude du diagnostic d'une maladie, alors encore peu connue, il admet les faits comme certains. Mais, avec Greenhow lui-même (auteur d'une de ces observations de guérison), M. Ball reste à se demander « s'il ne s'agissait point de ces améliorations momentanées, bientôt suivies de rechutes qui peuvent se reproduire à plusieurs reprises différentes dans le cours de l'évolution morbide. »

En 1872, M. le docteur Paul Fabre, dans l'excellente thèse que nous avons plusieurs fois citée, a prouvé que plusieurs de ces cas de maladie bronzée d'Addison terminés par la guérison ne sont autres que des cas de mélanodermie phthiriasique. Il est donc encore douteux que la guérison de cette maladie puisse être espérée.

La mort survient plus ou moins rapidement:

Lorsque des phénomènes généraux, des troubles gastriques d'une grande intensité signalent l'invasion du mal, la mort arrive bien rapidement.

Toutes choses égales d'ailleurs, la terminaison fatale, arrive plus promptement lorsque la mélanodermie succède à certaines affections générales ou locales (tuberculisation, scrofule, etc.) que lorsqu'elle est dégagée de tout élément étranger.

ÉTIOLOGIE

Le *sexe* masculin semble constituer pour la maladie bronzée d'Addison une prédisposition relative (B. Ball). Dans une série de 91 faits, les hommes sont au nombre de 53, et les femmes de 38, à peu près dans la proportion de 3 hommes pour 2 femmes. Jaccoud donne la proportion de 5 à 3, Averbeck de 16 à 9, Greenhow de 3 à 1. L'*âge* n'a jamais été trouvé inférieur à 12 ans, ni supérieur à 75. L'âge où paraît se présenter le plus grand nombre de cas est de 15 à 20 ans, puis le nombre va décroissant à mesure que le chiffre des années augmente ; le nombre augmente encore notablement de 50 à 55 ans, et diminue progressivement jusqu'à l'âge de 75 ans, où il n'a été observé qu'un seul cas.

Les *professions* qui exigent des travaux manuels seraient, d'après Greenhow, une cause prédisposante considérable. Les professions libérales jouiraient au contraire d'une certaine immunité. M. Ball établit par des chiffres le peu de valeur de les appréciations. Greenhow professe en outre que, chez les individus prédisposés par l'existence d'une diathèse, *un effort violent*, *un coup*, *une chute* est habituellement la *cause occasionnelle* de la maladie.

Les *lésions des parties voisines* présentent une tendance fâcheuse à se propager aux capsules surrénales (Greenhow, Ball); témoin la fréquence des affections chroniques des vertèbres lombaires, témoin la fréquence des adhérences solides qui unissent ces capsules surrénales aux organes voisins.

Quant à connaître si la forme commune de la maladie bronzée d'Addison est plus souvent *primitive ou consécutive*, c'est une question secondaire. Il est en effet plus important d'admettre la *prédisposition tuberculeuse*, ainsi que le proposent Greenhow et après lui M. Ball. Il nous sera facile ensuite de reconnaître avec M. Cornil que la loi de Louis sur la présence primitive des tubercules dans le poumon, quand il s'en trouve dans d'autres organes, que cette loi de Louis souffre bien des exceptions, et que, si l'exception est admise aujourd'hui pour les tubercules du testicules, elle pourrait aussi être vraie pour les tubercules des capsules surrénales.

ANATOMIE PATHOLOGIQUE.

L'anatomie pathologique de la forme commune de la maladie bronzée d'Addison présente à étudier trois lésions principales: 1° les *lésions des capsules surrénales*; 2° le *pigment de la peau*; 3° les *altérations des follicules intestinaux et des ganglions lymphatiques du mésentère et des autres régions*. Nous examinerons ensuite le résultat des études qui ont été faites sur l'*état de sang*; enfin nous passerons en revue les lésions qu'on a décrites dans le *système nerveux* et d'autres *lésions accessoires*.

I. ***Lésions des capsules surrénales***. Addison avait admis dans le principe que toutes les altérations des capsules surrénales, quelle que soit leur nature, peuvent donner lieu à la maladie bronzée qu'il a décrite. Quelques médecins persistent encore dans cette opinion, malgré la démonstration de contraire par des faits.

Il est admis cependant aujourd'hui que la lésion dont les auteurs anglais ont donné une description fort précise, est *la plus fréquente* et *la plus caractéristique de la forme commune* de la maladie bronzée d'Addison. C'est cette lésion parvenue à des degrés divers qui est décrite dans les trois observations qui font l'objet de ce travail.

Les capsules surrénales sont le plus souvent *hypertrophiées*, augmentées de poids et de volume; elles peuvent atteindre 12 cent. dans leur plus grand diamètre et sont larges et épaisses en proportion (Cornil et Ranvier); — leur forme est ordinairement modifiée; encore irrégulière, elle tend à devenir sphéroïdale, — leur surface est très-irrégulière.

A la coupe, on ne trouve plus trace de la ligne de démarcation qui sépare normalement la substance médullaire de la corticale. Dans la capsule gauche de notre observation, il se trouvait encore le long du bord de l'organe un reste très-minime de tissu normal. Le plus habituellement, le tissu normal est si profondément modifié, si transformé, qu'il semble qu'un tissu nouveau se soit substitué à l'ancien sans en laisser subsister ni la forme, ni la couleur.

L'organe est enveloppé d'une coque fibreuse blanche, peu épaisse, adhérente à tous les organes voisins, se séparant difficilement et entraînant avec elle des débris du parenchyme.

Le parenchyme de l'organe est formé de deux substances distinctes : l'une d'un tissu ferme, demi-transparente et d'un aspect grisâtre. Peu de temps après avoir subi le contact de l'air, ce tissu change de couleur et présente une teinte rosée. L'autre substance est sous forme de noyaux déposés au milieu, au centre de la gangue et entourés par elle de toutes parts. Ces noyaux peuvent être de trois espèces: 1° dépôts jaunâres, caséeux, d'aspect crémeux, et d'une consistance très-friable, semblable à du mastic de vitrier; — 2° nodules crétacés, plus ou moins volumineux, occupant une partie de l'organe; — 3° collections de matière puriforme composée de simples débris granulo-graisseux.

« La lésion qui s'observe le plus souvent dans les autopsies de maladie d'Addison consiste dans une *métamorphose fibro-caséeuse* de la glande surrénale, ou *inflammation chronique interstitielle*, par la formation nouvelle d'un tissu conjonctif, dont la partie centrale est en dégénérescence caséeuse. Il est difficile, en face de ces cas, de dire si on a ou non affaire à une lésion tuberculeuse. Par leur apparence et leur dégénérescence, les glandes ainsi modifiées se rapprochent des ganglions lymphatiques scrofuleux » (Cornil (1).

Pour compléter cette étude histologique des altérations anatomiques des capsules surrénales, nous citons textuellement quelques-unes des réflexions que M. Hayem a présentées à la Société anatomique à la suite de l'observation que nous avons extraite des Bulletins. Après avoir dit que « la lésion en question parait être *très-exactement la même que celle décrite par Addison et depuis par bon nombre d'auteurs*, qu'on peut la considérer comme *la plus fréquente et la plus caractéristique* de toutes les transformations que les capsules subissent dans cette maladie, » M. Hayem ajoute :

« Il est bien évident que les capsules sont le siége d'une *inflammation chronique*, inflammation qui porte surtout *sur la trame fibro-conjonctive*, et modifie consécutivement la disposition complexe qu'affectent à l'état normal les diverses parties de la couche corticale et de la couche médullaire.

L'*organe tout entier*, bouleversé dans sa texture, *est transformé en un tissu conjonctif nouveau et embryonnaire analogue à celui des inflammations viscérales chroniques et interstitielles*, et au milieu de ce tissu, on ne retrouve plus que des vestiges des éléments parenchymateux anciens.

Ces éléments sont encore vaguement groupés par ilôts irréguliers ou par trainées, mais nulle part on ne reconnaît les vésicules closes et les diverses variétés de tubes qui entrent dans la constitution des capsules saines.

Outre cette *sclérose généralisée*, apparaissent des *masses caséeuses*. Elles ont été désignées par Wicks sous le nom de *scrofuloses deposits*, à cause de la ressemblance qu'elles présentent à l'œil nu avec les *transformations caséeuses de la scrofule.* »

Cette inflammation chronique interstitielle, sorte de sclérose, est donc caractérisée, d'après les descriptions des auteurs les plus compétents : — à son début par la prolifération du tissu conjonctif interstitiel, — ensuite par la destruction des vésicules closes et des tubes divers, qui sont les éléments

(1) Les citations qui sont faites dans ce chapitre sont extraites du manuel d'histologie normale et pathologique de MM. Cornil et Ranvier. Nous devons à l'obligeance de M. Cornil la connaissance de cette partie de l'ouvrage non encore publiée.

normaux de l'organe, — enfin à sa terminaison tantôt par des noyaux caséeux, tantôt par des collections puriformes.

Au tissu conjonctif interstitiel proliféré répond la gangue ferme, grisâtre, demi-transparente de la description faite à l'œil nu. — A la destruction des éléments normaux de l'organe, et à leur dégénérescence complète, soit caséeuse, soit puriforme, correspondent les noyaux caséeux ou puriformes. — Enfin à la transformation calcaire de ces éléments correspondent les nodules crétacés.

Les *tubercules*, soit sous forme de granulations miliaires, soit sous forme d'agglomération de granulations ayant le volume d'un grain de chènevis ou d'un petit pois, et alors complètement caséeux, ne sont pas rares.

Ils sont consécutifs à une tuberculose pulmonaire ou ganglionnaire et se montrent soit dans une seule capsule, soit dans les deux capsules surrénales.

Les granulations miliaires, qu'elles soient très-rares dans la substance corticale et sous l'enveloppe fibreuse, ou qu'elles soient disséminées dans toute la glande, ne diffèrent pas là de ce qu'elles sont dans les autres organes. Elles débutent généralement par la substance corticale, deviennent plus grosses par leur réunion ; leur centre devient caséeux ; elles peuvent envahir la substance médullaire, et elles sont entourées d'un tissu embryonnaire. Mais, dans le cas où il existe des masses plus volumineuses, toute la glande altérée peut être transformée en un tissu jaunâtre, caséeux, ramolli parfois, et pulpeux ; ou bien, tandis que le centre de la glande est jaune et ramolli, la périphérie peut être dure, de consistance fibreuse et grise. Dans cette transformation complète de la glande, qu'il est assez difficile de définir anatomiquement, parce qu'il n'y a plus que des éléments remplis de fines granulations graisseuses du tissu fibreux, il ne reste plus aucun vestige de la glande normale. C'est cet état qu'on trouve assez souvent dans les autopsies de malades morts avec la cachexie bronzée décrite par Addison (Cornil et Ranvier).

Pour achever cette étude histologique, rappelons la conclusion de l'étude que M. Hayem a bien voulu faire de la capsule surrénale droite de notre malade. « Cette capsule surrénale droite est donc atteinte d'*inflammation chronique interstitielle* (sorte de *cirrhose*) ; elle contient, de plus, *des granulations tuberculeuses parfaitement carac-*

térisées. » Cette circonstance prouve par le fait même la liaison étroite qui unit l'altération tuberculeuse et l'inflammation chronique interstitielle devenant caséeuse. Dans les mêmes circonstances, les mêmes causes exerçant leur action ont déterminé, dans le même organe, l'une près de l'autre, l'altération tuberculeuse et l'inflammation interstitielle caséeuse.

Avec des faits de cette valeur, nous ne nous arrêterons pas à l'opinion de Sanderson, de Dickinson, de Wilks et des autres médecins, qui, n'acceptant pas la nature tuberculeuse de ces lésions, admettent que l'altération que nous avons décrite est une altération *sui generis*, complètement étrangère au tubercule et à la scrofule.

Nous acceptons l'expression de *tuberculisation* des capsules surrénales, par laquelle le professeur Rokitansky et d'autres médecins désignent l'altération que nous avons décrite, sans distinguer si l'altération en est encore à l'induration du début, si l'on y peut distinguer des granulations, si l'on n'y trouve plus que des noyaux caséeux ou seulement des collections puriformes. C'est la lésion caractéristique de la forme commune de la maladie bronzée d'Addison que nous nommons avec le professeur Rokitansky ***tuberculisation des capsules surrénales***, expression qui a l'avantage de désigner une altération connue et définie, sans préjuger de la période et qui répond à une forme symptomatique non moins bien définie de cette maladie (1).

(1) Sans produire de confusion, mais en laissant réunies deux lésions différentes unies par les faits, M. Cornil écrit à la page 1004 de son livre : « Nous réunissons ici les tubercules de la glande (surrénale) et l'inflammation chronique interstitielle qui se termine par l'état caséeux, parce que ces lésions ont, *entre autres points communs et importants*, celui de constituer l'altération anatomique observée le plus souvent dans la maladie bronzée d'Addison. » (*Manuel d'histologie norm. et path.* p. 1004.)

Pour terminer ce qui a trait aux capsules surrénales, nous ajouterons qu'une seule capsule peut être prise ; que les deux capsules peuvent être le siége de lésions différentes ; que dans les cas où les deux sont atteintes de la même lésion, l'une l'est toujours à un degré plus avancé (Greenhow). Quant aux adhérences fibreuses qui unissent la capsule aux organes voisins, et sont considérées par un grand nombre d'auteurs comme la preuve de l'influence des maladies de ces organes voisins sur la capsule elle-même, nous pensons qu'il n'est pas impossible que cet organe enflammé primitivement occasionne lui-même une inflammation du tissu cellulaire voisin. Cette interprétation est rendue plus vraisemblable encore, si on considère que dans presque toutes les observations, ces adhérences fibreuses sont notées, tandis qu'on ne trouve presque jamais signalées de maladies des organes voisins capables de provoquer ou d'occasionner quelque maladie des capsules.

Ajoutons cependant que la carie des vertèbres lombaires et des dernières dorsales coïncide fréquemment avec la maladie d'Addison.

II. ***Pigmentations.*** Nous ne reviendrons pas sur la coloration que présentent les taches pigmentaires, sur les diverses parties du corps qu'elles atteignent. Cette description a été faite avec l'étude des symptômes.

L'étude de la matière pigmentaire a été l'objet de très-nombreux travaux histologiques. Les auteurs s'accordent à reconnaître que la coloration pigmentaire est due à une substance d'un jaune roussâtre, très-analogue aux corps gras, et dont les propriétés physiques et chimiques sont actuellement bien précisées. Cette substance, nommée *mélanine,* s'unit à d'autres principes azotés dans les cellules pigmentaires, et donne à celles-ci leur couleur, tantôt par l'*imbibition,* tantôt par une accumulation de *granules pigmentaires.* Cette mélanine est identiquement la même dans les pigmentations normales et dans les pathologiques. Mais le mécanisme de sa formation n'est peut-être pas le même dans ces deux cas.

Il est admis que la mélanine des pigmentations normales dérive de l'hématine. Dans les cas de pigmentation pathologique, la mélanine dérive : soit d'un extravasat, soit d'une formation de toutes pièces par la cellule même : les auteurs ne sont pas d'accord sur ce point. On sait cependant que *la graisse atrophiée devient fortement colorée en jaune brunâtre.* On comprend aussi que l'origine du pigment normal peut être la même que celle du pigment pathologique. Nous dirons donc, pour nous résumer, avec M. Léon Tripier, de Lyon (1), que la formation du pigment, dans le cas qui nous occupe, est due :

1° Aux modifications de l'hématine;

2° Aux changements d'état de la graisse;

3° A l'activité métabolique de la cellule.

Au point de vue chimique, ce pigment présente avec le pigment normal et l'hématoine des rapports qui ne sont pas sans intérêt. Ces trois substances sont des corps différents appartenant à la même classe de substances chimiques : or, tandis que le pigment normal s'éloigne de l'hématoïdine, le pigment pathologique s'éloigne du pigment normal, et par conséquent plus encore de l'hémotoïdine. De ses études histologiques, M. Léon Tripier conclut que « le pigment pathologique ne pourrait nullement provenir de modifications du sang. Il semble attribuable seulement à de la graisse transformée. »

Le *siége* du pigment dans l'épaisseur de la peau est toujours et d'abord le *corps muqueux de Malpighi.* On reconnaît parfaitement sur une coupe de la peau les sinuosités noires de cette partie de tégument dont la limite supérieure présente toujours une grande netteté. Les cellules sont remplies de granulations pigmentaires très-nombreuses. Ce pigment s'accumule aussi *en amas autour des glandes de la peau,* tant sudoripares que sébacées. Il est rare que quelques amas de pigment soient disséminés dans le derme et surtout dans le tissu cellulo-graisseux sous-cutané. Il est aussi exceptionnel que le pigment se trouve en imbibition dans les cellules de l'épiderme. Dans ces cas exceptionnels, les amas de pigment sont absolument confluents dans le corps muqueux de Malpighi, et leur coupe présente en ce point une ligne noire, large

(1) Ant. Oct. Jeannin. Des pigmentations cutanées dans la phthisie pulmonaire. Thèse, Paris, 1869.

— —

et non interrompue. Ce siége est d'ailleurs exactement celui que présente le pigment à l'état normal dans quelques points du système tégumentaire des blancs et dans toute la peau des noirs. C'est aussi le siége du pigment dans toutes les mélanodermies non parasitaires (1).

Tous les *poils*, *cheveux*, *sourcils*, etc., prennent part à cette coloration pigmentaire. Leur racine et surtout les glandes qui l'accompagnent sont environnées d'amas de pigment plus au moins confluents. Les poils, qui prennent une couleur plus foncée et perdent leur souplesse, contiennent du pigment facile à reconnaître au microscope. Les cheveux deviennent quelquefois noirs et crépus dans un court espace de temps (Greenhow, Martineau).

Parmi les *muqueuses* qui présentent des taches pigmentaires, la plus remarquable est la buccale. Les lèvres, les gencives, les joues, la langue, le palais présentent des marbrures soit brunâtres, soit un peu violacées qui rappellent la muqueuse de la bouche de certaines races de chiens. La muqueuse des bronches, celle de l'intestin sont quelquefois parsemées de taches bleuâtres qui reconnaissent la même origine. Enfin la muqueuse des organes génitaux : gland, nymphes et vagin, présente aussi fréquemment une coloration brune diffuse, ou avec des contours nettement limités.

Dans quelques cas exceptionnels, on a trouvé aussi du pigment dans le *parenchyme* des ganglions lymphatiques du mésentère, dans la rate, dans le poumon et dans d'autres *viscères*, et jusque dans les capsules surrénales elles-mêmes.

On a signalé aussi le pigment dans les *séreuses*, sous les plèvres, le péritoine.

(1) Ainsi qu'il a été dit pour la question du diagnostic, le siége de la coloration des *mélanodermies parasitaires* est l'épiderme même. Les colorations qui existent parfois en même temps dans le réseau de Malpighi ou dans le derme sont indépendantes de la cause parasitaire ou sont simplement secondaires. C'est pour ce motif que le grattage fait disparaître, ou du moins diminue toujours les colorations pigmentaires de cause parasitaire.

Enfin Recklinghausen a trouvé du pigment dans la tunique externe des *veines*.

III. **Lésions des intestins, des ganglions mésentériques et de la rate.** — Dans le seizième des cas environ, les observateurs ont signalé la tuméfaction avec infiltration graisseuse des *follicules isolés*, ainsi que des *follicules agminés (plaques de Peyer)*, de l'intestin grêle. M. Laveran signale (1) dans son observation « que les follicules isolés sont saillants, pigmentés à leur centre, nulle part ulcérés, et que les plaques de Peyer sont un peu développées et présentent un piqueté pigmentaire très-remarquable. »

La tuméfaction des *ganglions mésentériques* se rencontre 1 fois sur 13 dans la série des faits rapportés par M. Ball; outre cette tuméfaction, les ganglions mésentériques présentent parfois une pigmentation très-forte (Laveran) ou une dégénérescence caséeuse, rarement calcaire. Il est à remarquer que plusieurs cas de maladie bronzée d'Addison ne correspondant pas à des maladies des capsules surrénales, ont offert comme lésion anatomique principale, soit la tuméfaction, soit la dégénérescence caséeuse des ganglions mésentériques (Nieszkowski) (2). La même particularité est signalée par M. Jeannin (3).

Dans les 4 autopsies de phthisiques avec mélanodermie, il n'existait pas de lésion surrénale, mais bien une dégénérescence caséeuse des ganglions mésentériques et de la rate. Au contraire, dans les autopsies beaucoup plus nombreuses de phthisiques sans pigmentations, il n'a jamais trouvé de lésion

(1) A. Laveran. Deux observations de maladie d'Addison sans coloration bronzée, in Gaz. hebdom. de méd. et de chirurgie pratiques, 1873, p. 606

(2) Gazette des hôpitaux, 1867.

(3) Thèse citée.

surrénale, une seule fois de la tuméfaction des ganglions mésentériques, jamais de lésion de la rate.

De ces lésions nous rapprocherons les *lésions de la rate* qui ont été signalées environ une fois sur sept (hyperémie et tuméfaction, ramollissement, état amyloïde).

IV. **Etat du sang**. Les résultats des recherches qui ont été faites sur ce point sont très-complexes.

Un bon nombre d'observateurs ont trouvé l'état du *sang intact*. Quelques uns l'ont trouvé diffluent, difficile à coaguler ; Bühl a même signalé la diminution de la proportion de *fibrine*. D'autres observateurs ont au contraire signalé la formation de caillots fibrineux dans le cœur.

Les *globules blancs* sont souvent, sinon dans tous les cas, plus nombreux qu'à l'état normal.

Greenhow signale cependant que la proportion des *globules rouges* est le plus souvent normale ; et que dans quelques cas ils ont paru plus nombreux que d'habitude.

Enfin, on a quelquefois signalé la présence de *granulations pigmentaires* dans le sang.

En résumé, il n'existe pas dans le sang des cachectiques bronzés une altération définie, uniforme. Celles qui ont été signalées jusqu'ici sont encore contradictoires.

V. **Lésions du système nerveux**. En 1870, M. Ball rapportait dans le Dictionnaire encyclopédique :

4 cas d'*atrophie des ganglions semilunaires du plexus solaire et des nerfs* qui en dépendent.

6 cas d'*hypertrophie* de ces mêmes ganglions et nerfs, vraisemblablement attribuables à l'épaississement du névrilème.

1 cas de *dégénérescence graisseuse des cellules ganglionnaires* avec conservation des fibres nerveuses elles-mêmes (?).

1 cas de *congestion simple* sans altération des éléments anatomiques des ganglions cœliaques et des branches du sympathique.

A cette époque, il existait 5 faits négatifs à ce point de vue. Celui de M. Hayem et le nôtre s'y ajoutent.

Du côté de l'encéphale, on cite : 2 atrophies cérébrales, 1 hydrocéphalie, 1 hydropisie des ventricules, 1 cas de congestions cérébrales répétées 3 cas de lésions des méninges.

Quant à la moelle, on n'y a observé qu'une fois de l'hyperémie, et une fois une tumeur (?).

Après la description qu'a faite M. Hayem dans l'observation reproduite plus haut, nous ne pouvons que rapporter ces réflexions de l'auteur à la Société anatomique :

« C'est dans l'*encéphale*, et non dans le grand sympathique, que les lésions importantes ont été trouvées.

« Ces lésions encéphaliques sont de tous points semblables à celles de la démence sénile, et l'on en peut conclure que la cachexie d'Addison produit en quelque sorte, comme d'autres cachexies d'ailleurs, une *vieillesse anticipée*.

« Bien que le grand sympathique abdominal ait été trouvé intact dans ses éléments essentiels, on ne pouvait pas prétendre qu'il était tout à fait sain. L'excitation des capsules surrénales s'est, au contraire, propagée au tissu cellulaire voisin, qui était congestionné, épaissi et infiltré d'éléments embryonnaires; et l'hyperémie a atteint également l'atmosphère celluleuse du plexus solaire, ainsi que les ganglions semi-lunaires et les principales branches qui s'y rattachent.

« Est-ce là une nouvelle preuve à l'appui de la théorie soutenue en France par M. Jaccoud, théorie d'après laquelle la maladie d'Addison serait une sorte de névrose ayant son point de départ dans une altération du sympathique abdominal ? Je ne le pense pas, mais ne veux point discuter ici cette vue un peu théorique. La maladie d'Addison me paraît être trop complexe et trop imparfaitement connue pour que la physiologie pathologique puisse en être tracée sûrement. »

VI. *Autres lésions.* — Parmi ces lésions qui ne sont pas constantes, nous devons signaler d'abord les *noyaux tuberculeux* et *caséeux* des *poumons* et d'*autres organes*, et ensuite les *affections chroniques des os.* A ce point de vue notre observation présente un grand intérêt, parce qu'elle est un exemple frappant de la multiplicité des lésions inflammatoires chroniques avec ou sans tubercules, lésions qui expriment un état spécial de tout l'organisme, dont le caractère anatomique tient à la fois du tubercule et de l'inflammation chronique caséeuse.

Nous pouvons énumérer aussi les tubercules et noyaux caséeux du poumon, des ganglions bronchiques, de la muqueuse intestinale, des reins, foie, rate, pancréas, et même des plèvres et du péritoine.

Quant au système osseux, on cite des caries vertébrales avec ou sans abcès, ou terminées par ankylose, et diverses arthrites et ostéites chroniques attribuées à la scrofule.

Un très-grand nombre d'autres lésions ont été signalées ; mais elles ne présentent aucun rapport avec la maladie bronzée d'Addison dans sa forme commune.

PATHOGÉNIE. NATURE DE LA MALADIE.

I. Si nous devions établir d'abord que la maladie bronzée d'Addison est une entité morbide réellement constante, nous aurions à faire toute une réfutation de la thèse de M. d'Hurlaborde.

Dans cette thèse, M. d'Hurlaborde résume les idées émises depuis la découverte d'Addison.

Il les classe en 3 catégories :

1° Certains auteurs ont attribué la cause de tous les phénomène à une *affection primitive* des capsules surrénales.

2° Selon d'autres, la maladie serait sous l'influence d'une altération du système nerveux, et principalement du grand sympathique.

3° Les derniers refusent aux capsules surrénales une influence quelconque sur la pigmentation de la peau et considèrent la coloration bronzée comme un symptôme pouvant se rencontrer dans toutes les cachexies.

Avant de discuter ces trois opinions, M. d'Hurlaborde rappelle brièvement les notions d'anatomie relatives aux capsules surrénales et les différentes opinions émises sur les fonctions de ces organes.

M. d'Hurlaborde étudie chaque hypothèse avec soin et termine en donnant son opinion personnelle.

1re *hypothèse.* — La maladie d'Addison est le résultat d'une affection primitive des capsules surrénales. C'est la théorie acceptée par Addison, Valleix, Trousseau, MM. Lasègue, Gubian, Gromier, Second Féréol, Duclos.

Cette hypothèse ne résiste pas plus à la pathologie qu'à l'expérimentation, et pour le prouver M. d'Hurlaborde rapporte une observation recueillie par le Dr Ball et communiquée à la Société anatomique, l'année 1858. Le malade dont il s'agit présentait tous les caractères à la cachexie bronzée ; à l'autopsie on trouva la capsule gauche atteinte de *dégénérescence cancéreuse*, la droite était saine. Il y a en outre un *cancer du pylore*.

Le Dr J. Spender, de Bath, en 1858, dans *British medical Journal*, publia une observation de peau bronzée avec absence congénitale des capsules surrénales. (La teinte bronzée était beaucoup plus foncée sur les parties des membres correspondant au sens de la flexion.)

En juillet 1859, M. Monneret lut, à la Société médicale des hôpitaux, un travail ayant pour titre : *Étude sur une altération complexe de la rate.* Les capsules étaient complètement désorganisées, presque converties en une boue couleur sépia. Le malade ne présenta jamais la moindre coloration de terre ou de bistre.

Le Dr Martineau observa un malade qui succomba à un *cancer* de la partie inférieure de l'œsophage et avait présenté la coloration bronzée quelques jours avant sa mort. Les capsules étaient intactes.

M. Worms présenta à la Société anatomique, en février 1863, les capsules d'un sujet mort de tuberculisation pulmonaire. Elles étaient *triplées du volume, indurées* ; il n'y avait pas eu de coloration de la peau.

Pour compléter cette réfutation, M, d'Hurlaborde cite les chiffres suivants :

Rokitansky, sur plus de 100 cas de lésions des capsules surrénales, n'a trouvé qu'une fois la coloration de la peau.

M. *Mattei* (de Sienne), sur 16 cas, n'a pas trouvé de coloration.

M. *Landois*. 100 cas. 33 fois, altération des capsules sans coloration de la peau. 8 fois, peau bronzée sans altération des capsules.

Buhl. 34 cas. 24 fois lésion des capsules sans coloration de la peau. 10 fois ce fut l'inverse.

M. d'Hurlaborde en conclut que l'altération des capsules ne saurait éclairer la nature de la maladie.

Pour apprécier la valeur de ces faits, nous remarquerons seulement que l'observation de M. Ball (1858) est un *cancer de la capsule droite*, — que celle du docteur Spender est *trop incomplète* pour avoir de valeur, — que, dans l'observation de M. Monneret, l'altération des capsules peut n'être que cadavérique, — que celle de M. Martineau est encore d'un cancer, — que celle de M. Worms est une forme commune de la maladie bronzée, dont la mélanodermie n'avait pas eu le temps de se développer.

Quant aux statistiques, nous savons par le travail de M. Ball que dans celles qui réunissent les lésions surrénales sans mélanodermie, on trouve un très-grand nombre de cancers, d'une part, et de nombreux cas de ramollissement cadavérique d'autre part. — Celles qui réunissent des cas de mélanodermie sans lésion surrénale ne comptent guère que des cas de pseudo-mélanodermie, ainsi que le prouve la thèse de M. P. Fabre.

2° *hypothèse*. — La maladie d'Addison est sous l'influence d'une altération du système nerveux et principalement du grand sympathique (Willis, Schmidt, Harley, Habershon, Barlow, Erichsen, Mattei, Taylor, Martineau, Jaccoud).

Le Dr Jean Erichsen place le siége de l'affection dans une altération (atrophie) ou dans une lésion fonctionnelle du grand sympathique abdominal.

M. Mattei voit dans la maladie d'Addison le mélange d'une cachexie spéciale et d'une névrose, soit primitive, soit symptomatique, ayant toujours son siége dans le grand sympathique ou dans le ganglion semi-lunaire. Cette théorie semble à M. Martineau réunir le plus de probabilités en sa faveur.

M. Jaccoud, à son tour, ne voit dans l'état morbide, connu sous le nom de maladie d'Addison, que le résultat d'une altération du système sympathique abdominal. Pour lui, la réalité de cette altération primordiale du système nerveux est démontrée par trois ordres de faits : 1° les symptômes ; 2° les lésions de la maladie ; 3° la structure des glandes surrénales.

M. d'Hurlaborde passe ces trois ordres de faits en revue et conclut en disant que l'existence des cinq ordres de symptômes admis par M. Jaccoud est loin d'être constante.

Comme nous l'avons rapporté à l'article des lésions du système nerveux, ces altérations du système nerveux sont encore trop peu connues pour permettre d'en faire la base d'une théorie, ni d'une réfutation.

3e *hypothèse*. — La coloration bronzée peut se rencontrer dans toutes les cachexies (Gubler, Monneret, Béhier, Martin-Magron, Bazin, Hardy, Sée, Teissier (de Lyon), Chatelain, Landois).

Les capsules surrénales ne sont pas en connexion directe avec la fonction chromatogène de la peau.

Pour les partisans de cette hypothèse, la coloration bronzée serait le résultat d'une formation exagérée de pigment sur place, et non d'une altération du sang.

La peau, sous l'influence des cachexies, tend à devenir par places analogue à celle du nègre.

C'est dans l'intérieur des cellules épithéliales elles-mêmes que s'opère la transformation.

La coloration bronzée (toujours suivant les partisans de cette dernière hypothèse) n'est qu'un symptôme, et à l'appui de cette opinion, M. d'Hurlaborde rapporte les trois observations suivantes :

Dans la première, la coloration bronzée coïncidait avec la *syphilis* ; les capsules surrénales, minitieusement observées, ne présentaient pas la moindre altération.

La seconde observation appartient au Dr Greenhow, et est tirée de la thèse de M. Landois. Elle est comme la suivante très-remarquable, en ce sens que, sous l'influence du traitement convenable, on a pu obtenir une amélioration notable.

Il s'agit d'une femme *épuisée par la misère et vivant dans la saleté.* Pas de nausées, pas de vomissements. Changement de coloration de la peau remontant à deux ans environ. Faiblesse extrême. Couleur bronzée, foncée, de toute la poitrine jusqu'à l'ombilic ; intervalles de peau normale ; coloration uniforme de l'abdomen très-marquée à l'aîne et au pubis. Les cuisses présentent, d'espace en espace, des taches bronzées caractéristiques. Taches analogues aux jambes et aux bras. Traitement tonique. Amélioration notable.

La troisième observation bien incomplète est relative à un homme de 46 ans. Affaiblissement considérable ; perte d'appétit, pas de diarrhée, pas de vomissements. Surface du corps, *visage excepté*, présente une coloration brune très-prononcée, uniforme, quoique moins intense aux membres supérieurs et inférieurs. *Amélioration* sous l'influence d'un régime tonique.

Revenant aux statistiques, M. d'Hurlaborde montre que, sur les 72 observations de M. Martineau, on compte 8 cas de cancer généralisé ; 12 cas de tubercule, 6 de scrofule, 1 d'épilepsie, 1 de mal de Bright.

M. Landois, sur 42 cas, a vu : 13 fois la tuberculose ; viennent ensuite, dit-il, les états nerveux : épilepsie, paralysie générale ; le cancer, les scrofules, la syphilis, la cachexie palustre, l'albuminurie.

M. Jaccoud, sur 75 cas, a trouvé 47 tuberculoses et 8 cancers.

M. Sée voit dans la maladie d'Addison une cachexie dont la localisation probable est dans les organes hématopoiétiques, et dont la nature est le plus souvent tuberculeuse ou cancéreuse.

Conclusions. — De l'énoncé et de l'analyse de tous ces faits, M. d'Hurlaborde conclut que la première hypothèse est insoutenable, que la seconde est purement ingénieuse, et que la troisième, celle d'ailleurs qu'il adopte, est seule rationnelle.

Cette conclusion, qui résume le travail de M. d'Hurlaborde, perd beaucoup de sa valeur, quand on observe que cet auteur fait du symptôme mélanodermie une maladie parfaite. Il paraît négliger l'emsemble symptomatique et surtout l'asthénie. Parmi les trois observations que nous venons de rapporter, l'une est une mélanodermie syphilitique, la deuxième est un cas très-net de pseudo-mélanodermie phthiriasique ; la troisième très-incomplète ne peut se rapporter qu'à cette même pseudo-mélanodermie. Les chiffres qu'il donne ensuite ne font que prouver que le symptôme mélanodermie appartient à un grand nombre de maladies, mais ne présente aucune valeur pour apprécier l'existence de la maladie bronzée d'Addison.

Que le symptôme mélanodermie se rencontre dans un grand nombre d'espèces morbides, personne n'en peut douter; mais ce ne peut être là un motif de ne pas reconnaître l'existence comme *entité morbide* de la maladie bronzée d'Addison, caractérisée par un *syndrôme bien défini*, par des *lésions anatomiques presque constantes*, qui ne sont qu'une manifestation locale d'*affections générales universellement admises.*

II. Nous ne ferons que rappeler ici les motifs qui nous ont fait *distinguer la forme commune* de la maladie de toutes celles avec lesquelles on l'avait décrite jusqu'ici. D'abord la confusion qu'une description unique établit entre des maladies aussi différentes que le sont : le cancer, la malaria, la phthiriase, la syphilis et la tuberculose; puis la fréquence relativement si grande de la forme que nous nommons avec Rokitanski, la *tuberculisation des capsules surrénales* ; cette fréquence nous paraît justifier l'importance que nous avons attribuée à cette forme commune. C'est d'ailleurs la seule qui soit jusqu'ici relativement bien connue.

III. Pour apprécier la nature de cette espèce morbide, nous passerons en revue les différentes opinions émises par les auteurs.

1. Brown-Séquard et d'autres attribuent aux *capsules surrénales l'importance d'organe essentiel à la vie*. Leur altération entraînant la suspension de leur fonction, serait une cause de mort. Théorie appuyée sur quelques expériences faites sur les animaux en contradiction avec d'autres expériences physiologiques et avec l'absence congénitale parfois bien constatée des capsules.

2. Averbeck considère la maladie d'Addison comme le résultat d'un empoisonnement général, analogue à l'impaludisme et à la syphilis, et qui frapperait les capsules surrénales de préférence à tous les autres organes. C'est ainsi, dit l'auteur, que l'influence du miasme paludéen se localise tout d'abord sur la rate, et celle de la syphilis sur les ganglions lymphatiques. Pour discuter cette hypothèse, qui présente tout le charme de l'imprévu, nous attendrons de nouveaux renseignements sur ce poison mystérieux qui jusqu'à présent s'était dérobé à toutes les recherches (Ball) (1).

3. Toutes les explications pathogéniques basées sur une *altération du sang* sont annulées par les faits, ainsi que le prouve la rareté relative de ces altérations et leur nature qui peut être très-diverse.

4. La cause de l'asthénie de la mélanodermie et des autres symptômes ne peut être localisée ni dans les *organes de la respiration*, ni dans ceux *de l'inspiration*.

5. Pour certains auteurs l'asthénie, la mélanodermie les douleurs, l'affaiblissement, toute la maladie enfin doit être attribuée à des *lésions du système nerveux*. C'est ainsi que M. Jaccoud (1) a pu écrire, en parlant lésions nerveuses : « Voici le point principal, le point primitif. Quant à la lésion des surrénales, elle est secondaire : elle

(1) Ball. In Dict. encyclop. (loco cit.)

(2) Jaccoud. Gaz. hebdom. 1er et 8 janv. 1864, articles sur les maladies bronzées.

eut faire défaut sans que les symptômes soient aucunement modifiés; ce n'est plus qu'une question accessoire. » Nous n'insisterons pas sur la valeur ni le nombre des faits qui viennent à l'appui, ou qui contredisent cette théorie introduite dans la science par Schmidt (de Rotterdam.) Nous rappellerons que : « les lésions constatées dan le ganglion semi-lunaire, ou les branches qui en émanent, sont tantôt des atrophies, avec dégénération graisseuse, tantôt des hypertrophies, qui résultent d'un simple épaississement du névrilemme, sans aucune modification des éléments nerveux. Dans un cas (obs 129), on a trouvé les rameaux efférents du ganglion semi-lunaire gauche englobés dans le tissu morbide, sans avoir subi la moindre altération. Cette observation nous paraît contraire à l'hypothèse en faveur de laquelle on l'invoque ; elle semble témoigner, en effet, de l'indifférence des troncs nerveux en présence des lésions de ce genre lorsqu'elles se développent dans leur voisinage immédiat. Mais, sans en faire un argument direct, contentons-nous de le laisser de côté ; nous verrons alors que dix ans se sont écoulés depuis que Schmidt a exposé sa théorie, et que les faits sur lesquels elle s'appuie aujourd'hui sont au nombre de dix.

N'est-il donc pas rationnel de conclure que les lésions du grand sympathique sont une conséquence, d'ailleurs peu fréquente, de l'altération des capsules? et doit-on leur attribuer un rôle prépondéran dans l'évolution morbide? »

Les observations que nous présentons viennent encore corroborer ces réserves que M. Ball présentait en 1870.

Nous n'insisterons pas sur l'influence qu'on pourrait attribuer aux lésions cérébrales une seule fois signalées par M. Hayem dans son observation récente.

6. Nous n'insisterons pas non plus sur l'importance des altérations des *ganglions mésentériques*, théorie présentée d'abord par M. Féréol, à l'appui d'un fait unique, aujourd'hui corroboré par plusieurs que rapporte M. Jeannin.

7. Signalons encore la remarquable pathogénie qu'a proposée M. Bühl :

«Frappé des rapports qui paraissent rapprocher la maladie d'Addison de la phthisie pulmonaire, dit M. Ball, le professeur Bühl fut amené à formuler à cet égard une théorie assez séduisante au premier abords Le développement d'un tissu nouveau dans les poumons, la rate, les capsules surrénales et les ganglions lymphatiques eux-mêmes, suivi bientôt d'une dégénérescence caséeuse, tel serait le point de départ de cette affection, dont le premier résultat serait une altération générale du sang. Comment ce liquide, en effet, pourrait-il conserver ses propriétés normales en présence de la désorganisation des principaux appareils chargés de l'élaborer? Il s'agirait donc, d'après le clinicien allemand, d'une forme spéciale de tuberculisation miliaire, dont les conséquences, agissant sur la composition du sang, rendraient compte de tous les symptômes observés, de l'asthénie, de l'amaigrissement et de l'accumulation du pigment, non-seulement au-dessous de l'épiderme, mais dans la plupart des viscères de l'économie. »

8. Nous résumerons ces faits en observant que les théories d'empoisonnement général, d'altération du sang, ne sont pas appuyées sur les faits; aux théories qui attribuent la maladie bronzée d'Addison aux capsules surrénales, nous opposons ces objections de M. Ball :

« S'il en est ainsi, toutes les altérations des capsules doivent être placées sur la même ligne et doivent se révéler par les mêmes effets. Or, pourquoi le cancer de ces petits organes ne produit-il jamais (ou presque jamais), les phénomènes qui caractérisent la maladie d'Addison ? Ne s'agit-il pas ici d'une lésion des plus profondes? Et comment expliquer la prédilection que semble manifester cette affection pour les phthisiques et les scrofuleux, s'il s'agit d'un vice purement local et non d'une maladie constitutionnelle? »

Ces objections sont non moins applicables aux théories qui attribuent la maladie aux altérations des nerfs de l'abdomen, et à celle qui attribue la même importance aux ganglions mésentériques.

Nous n'acceptons pas complètement l'explication suivante de M. Ball (1) :

« Il est probable que l'altération des capsules agit par une influence réflexe sur certains points des centres nerveux, et que les symptômes qui en sont l'accompagnement ordinaire résultent de cette action exercée à distance. On comprend donc aisément que, dans certains cas isolés, les centres nerveux refusent de subir l'impression qui leur est transmise. C'est ainsi que nous voyons parfois le cancer de l'estomac parcourir toutes ses phases sans donner lieu aux troubles gastriques, aux vomissements et à tous les autres phénomènes qui en sont habituellement la conséquence. C'est ainsi qu'une tumeur peut rester longtemps ensevelie au sein de la masse encéphalique, sans déterminer, par sa présence, aucune manifestation symptomatique. »

Nous reconnaissons une importance beaucoup plus grande à ces différentes séries de faits, *manifestations diverses d'une même maladie generale*, et qui présentent en outre des points de rapprochements multiples et importants. Nous voulons parler des faits suivants :

(1) Ball. Leçons de clinique médicale de la Pitié. Gaz. des hôpitaux.

1° Forme commune de la maladie bronzée d'Addison, telle que nous l'avons décrite, avec le syndrôme asthénie, mélanodermie, vomissements et douleurs classiques, et avec tuberculisation des capsules surrénales. C'est le type.

2° Tuberculisation surrénale sans mélanodermie, mais avec tous les autres symptômes de la cachexie surrénale.

3° Asthénie, amaigrissement, vomissements muqueux, mélanodermie, parfois aussi mélanodermie sans altération surrénale, mais avec pneumonie caséeuse, dégénérescence caséeuse des ganglions mésentériques. (Obs. X de la thèse de Jeannin, 1869, obs. de Moore) (1).

4° Enfin, les pigmentations cutanées des phthisiques si bien décrites par le Dr Jeannin.

Sans prétendre en donner l'explication, nous voyons entre ces différents faits des relations si étroites qu'ils peuvent être considérés comme dès formes plus ou moins complètes d'une même espèce morbide. La forme commune est celle que nous avons décrite. Nous en rapprochons des faits de même nature, qui jusqu'ici en avaient été distingués avec soin.

Nons insistons sur cette particularité que, même dans la forme commune que nous prenons pour type, la maladie peut être incomplète (2).

(1) Cas remarquable de maladie bronzée, par le Dr Moore. Deux circonstances importantes font l'intérêt de ce fait particulier observé chez une femme de soixante-deux ans. La première est que, suivant l'auteur, la coloration noire de la peau était plus intense et plus générale que dans aucun cas qu'il eût vu ou dont il eût la relation. La face avait la teinte de l'olive noire; les sclérotiques, celle d'une perle bleue; le cou, celle d'une forte infusion de café; les deux aisselles, celle d'une peau de nègre; la poitrine, l'abdomen, le pudendum, le devant des cuisses étaient d'un noir uniforme. Le tégument était par places recouvert de pellicules et répandait une odeur désagréable. La seconde circonstance consiste dans l'état normal des capsules surrénales, qui étaient petites, en proportion de l'émaciation du sujet, et ne laissaient apercevoir aucune altération à l'inspection microscopique. Les reins eux-mêmes, le foie, la rate, les glandes mésentériques, le cerveau, étaient sains. Les *poumons contenaient des tubercules*, et une petite caverne existait dans le poumon droit. On constata, à l'autopsie seulement, des taches noires sur la moitié de la langue et la muqueuse buccale du côté droit.

Ajoutons que la maladie avait été marquée par une asthénie profonde (Gazette hebdomad. de médecine et de chirurgie, année 1871, p. 238.)

(2) « En nous appuyant sur les deux observations qui précèdent et

La mélanodermie peut manquer.

La symptôme douleur (observation personnelle) peut être nul; l'amaigrissement et l'anémie peuvent ne pas être observés, mais il existe toujours un ensemble symptomatique suffisant, dominé par l'asthénie, et qui suffit à caractériser l'espèce morbide.

Pour compléter notre pensée sur ce point, nous dirons que, dans tous les cas de pigmentation cutanée, soit rousse (chloasma), soit noire (mælasma), *non parasitaire*, nous avons trouvé une déchéance de tout l'organisme, soit par excès ou fatigues, soit par alimentation insuffisante, soit par vices de nutrition (cachexies).

Autant les causes de ces diverses maladies expliquent une déchéance de l'organisme, autant le cortége des symptômes en démontre la réalité. Cette déchéance générale s'exprime plus manifestement encore peut-être par les lésions anatomiques. La dégénérescence caséeuse des parenchymes et surtout des poumons (1), les inflammations chroniques des os, les ramollissements partiels du cerveau, et jusqu'à la matière pigmentaire elle même (qui ne serait qu'une graisse dégénérée), tout exprime une profonde déchéance de l'organisme, déchéance vraie, qu'on pourrait appeler essentielle, complètement étrangère à tout empoissonnement à toute, affection néoplasique.

Dans la tuberculose à marche lente, où toutes ces conditions sont

sur les faits analogues, cités par les différents auteurs, nous croyons pouvoir établir les conclusions suivantes:

1° La *coloration bronzée à la peau n'est pas constante* dans la maladie d'Addison;

2° L'*asthénie profonde* dans laquelle tombent les malades atteints de maladie d'Addison, et *les vomissements bilieux incoercibles peuvent permettre de diagnostiquer* la maladie, en l'*absence même de la coloration bronzée.*

3° Le nom de maladie d'Addison doit être préféré à celui de maladie bronzée. »

(Gazette hebdomaire de médecine et de chirurgie. Deux observations de maladie d'Addison sans coloration bronzée, par M. A. Laveran.)

(1) Nous trouvons dans les bulletins de la Société anatomique cette réflexion de M. Dreyfous, après l'observation que nous avons reproduite: « Cette observation est un type de la maladie bronzée.. Au point de vue anatomique, on y voit *une tendance générale des différents organes à la caséification.* Foyer caséeux dans le poumon : masses caséeuses développées aux dépens du foie, des ganglions, et surtout transformation caséeuse complète des capsules surrénales. »

réunies, la pigmentation cutanée n'a donc rien de surprenant, surtout lorsque des circonstances secondaires augmentent encore les causes d'épuisement et favorisent l'accumulation pigmentaire (1).

Pour compléter cette question de pathogénie, il nous resterait à rechercher le mode de formation des pigments; nous renvoyons à ce que nous avons dit sur ce sujet en traitant la question d'anatomie pathologique. Nous ajouterons seulement cette théorie de M. Brown-Séquard, que M. le professeur Parise rappelait à la société centrale de médecine du Nord de la France (séance du 25 mars 1866) : Les capsules surrénales ont pour fonction de faire subir une modification spéciale à une matière douée de la propriété de se transformer aisément en pigment, modification qui lui fait perdre cette propriété. Lorsque cette fonction est suspendue, le pigment envahit l'organisme.

Nous citons seulement la théorie de M. Testelin (2), qui admet que « les capsules surrénales seraient chargées de faire subir à la matière pigmentaire une élaboration spéciale : par suite du silence de cette fonction, le pigment s'accumule dans le sang et produit une *veritable intoxication.* » Ne trouvant aucun fait sur lequel soit ap-

(1) Les circonstances secondaires sont les mêmes pour toutes les mélanodermies. Nous pouvons donc appliquer à notre mélanodermie surrénale une partie de ce que dit le prof. Hébra, des mélanodermies par malaria :

« Ces colorations deviennent spécialement intenses, si des influences extérieures correspondantes, telles que la chaleur solaire, l'air libre vivement agité par le vent, concourent à les produire. Aussi les trouve-t-on très-fortement développées chez les ouvriers des chemins de fer, qui travaillent durant les mois d'été dans les pays à malaria, dans de mauvaises conditions d'alimentation et de logement, et qui par surcroît donnent peut-être l'hospitalité à un grand nombre de pediculi vestimentorum. Au milieu d'influences semblables, telles que la fièvre intermittente, les privations matérielles, l'alimentation défectueuse, les habitation insalubres, le grand air, le grattage intense, conséquence de la gale et des poux, etc...., il s'opère une pigmentation tellement foncée, qu'elle ne se distingue de celle du mulâtre que par sa régularité moins grande, attendu que dans ces cas, elle manque le plus souvent aux plis articulaires. »

(Professeur F. Hébra (de Vienne.) Traité des maladies de la peau, Traduit de M. le Dr A. Doyon, 1875, t. II, p. 16.)

(2) Bulletins de la Société centrale de médecine du Nord de la France, 1866, p. 163.

puyée cette théorie, nous ne reproduisons pas les conséquences qu'il en tire.

Quelques observateurs, d'après M. d'Hurlaborde, attribuent la formation du pigment à une névrose des nerfs chargés de la formation de la matière pigmentaire du sang ; avec cet auteur, nous pouvons nous demander quels sont ces nerfs ?

Pour M. Jaccoud, ce serait le système des nerfs sympathiques vaso-moteurs qui serait en cause.

Sans insister sur toutes ces théories, rappelons les faits remarquables qui paraissent établir une relation entre l'apparition du pigment et la suppression d'hémorrhagies, soit habituelles, soit accidentelles, ainsi que le fait observer M. le Dr Jeannin (1).

Pour M. Noel Gueneau de Mussy, le dépôt pigmentaire qui nous occupe coïncide ordinairement *avec la tuberculisation des organes abdominaux*. « Le trouble de l'hématose, regardé par le Dr Jeannin comme la condition pathogénique de cette production anormale de pigment, dit M. Gueneau de Mussy, ne me paraît pas suffire pour l'expliquer : d'ailleurs celle-ci manque dans des cas nombreux où l'hématose est aussi profondément troublée que dans la tuberculose. Il y a eu là une anomalie nutritive dont la condition intime, immédiate, n'est pas encore connue, mais dont les troubles des organes abdominaux et des organes digestifs en particulier paraissent être une condition essentielle » (2).

(1) L'*antagonisme* entre les pigmentations cutanées et *le flux cataménial* a été étudié d'une façon toute spéciale par M. Jeannin. — Voir *observation pour servir à l'histoire des masques des femmes enceintes*, par *Jeannin*. — Gazette hebdomad., 20 nov. 1868.

(2) Note sur les dépôts pigmentaires de la peau dans la tuberculose, par M. Noël Gueneau de Mussy, tirée de la thèse de M. Paul Fabre.

FORMES RARES

I. — Nous insisterons peu sur la FORME RAPIDE, qui débute par une gravité des plus prononcées, des troubles gastro-intestinaux et tout un ensemble de symptômes assez graves pour faire penser à un empoisonnement ou à une attaque de choléra. « Des vomissements, des crampes d'estomac, une diarrhée abondante, tels sont les premier signes qui annoncent l'invasion du mal » (Ball). — L'évolution rapide de la maladie dans ces cas ne laisse pas toujours au symptôme mélanodermie le temps d'acquérir une grande intensité (1). Cette forme, dont la rapidité rappelle celle de certaine phthisies, a été observée un trop petit nombre de fois pour permettre une description.

Les altérations des capsules sont dans dans ces cas l'hy-

(1) C'est aussi l'opinion de M. Ball. « Les cas dans lesquels la pigmentation cutanée fait défaut, dit-il, sont surtout ceux où la marche de la maladie a été trop rapide pour lui permettre de se développer. Il existe plusieurs observations qui nous paraissent appartenir à la maladie d'Addison sans mélanodermie.

1° Homme, 25 ans, durée de la maladie 6 semaines. Symptômes : asthénie, anémie, vomissements, syncope.

Etat des capsules : Augmentation de volume. Quelques noyaux d'une matière jaunâtre, caséeuse, crétacée par places.

Etat des organes. — Quelques tubercules pulmonaires (Senhouse-Kirks, Med. Times and Gazet. 1857.)

2° Homme, 49 ans, durée 4 mois. — Symptômes : Couleur pâle, jaunâtre à la peau; constipation, vomissements, grande faiblesse.

Etat des capsules. — Dégénérescence (Falconer, British Medical ournal, 1861.)

3° Homme, « . Peau très-blanche. — Mort subite.

Etat des capsules. — Les capsules présentaient les lésions ordinaires de la maladie d'Addison.

Etat des organes. — Tubercules du poumon.

pertrophie simple ou la dégénérescence incomplète, encore à la période d'induration, ou enfin la tuberculisation non encore arrivée à la période de ramollissement.

II. Bien qu'elle se présente assez fréquemment, nous rangeons parmi les formes rares de la maladie bronzée d'Addison, la PIGMENTATION CUTANÉE CHEZ LES PHTHISIQUES, qui a été si bien étudiée par M. Jeannin.

Dans la plupart des sept observations que donne cet auteur, nous trouvons une coloration bronzée commençant par la face, d'une part, par les mains d'autre part, et s'étendant successivement aux autres parties du corps, tout en prédominant dans les parties primitivement atteintes. Une céphalalgie très-intense, une lassitude générale à une période peu avancée de la maladie, et parfois même un certain degré d'asthénie, de l'amaigrissement, ordinairement aussi quelques vomissements muco-bilieux dès le début de la maladie. Tous ces signes rapprochent la phthisie avec pigmentation des formes les plus lentes de mélanodermie d'Addison.

M. Jeannin distingue cependant ces deux séries d'affections : 1° par la priorité de la toux sur le sentiment de lassitude; 2° par l'état grave des organes respiratoires ; 3° par l'absence de pigmentation des muqueuses ; 4° par l'absence des douleurs épigastriques et lombaires. Enfin, il range parmi ses principaux arguments les données de l'autopsie qui n'ont jamais indiqué d'altération des capsules surrénales chez les phthisiques pigmentés. Sans méconnaître la valeur de ces arguments, nous ferons observer que, même dans la maladie bronzée la mieux définie, on a pu trouver les capsules surrénales saines, sans que le diagnostic puisse être douteux. Quant au reste, le travail de M. Jeannin prouve que l'affection pulmonaire peut prédominer de beaucoup sur la mélanodermie asthénique.

La comparaison qu'il établit entre ses 7 observations de phthisiques pigmentés et ses 12 observations de phthisiques blancs (page 40), démontre que les différences qui existent entre les premiers et les seconds ne font que rapprocher les phthisiques pigmentés des types de la mélanodermie d'Addison.

La durée plus courte chez les pigmentés, l'absence des hémoptysies et des épistaxis, la constipation presque jusqu'au dernier jour, la fréquence et l'abondance beaucoup moins grandes des sueurs, l'affaiblissement beaucoup plus fréquent en font un *type pathologique intermédiaire entre la phthisie classique et la forme ordinaire de la maladie bronzée d'Addison.*

III. Parmi les formes rares de la maladie bronzée, nous rangeons aussi la MALADIE BRONZÉE HÉMATIQUE DES ENFANTS NOUVEAU-NÉS récemment décrite par M. le docteur Charrin (1873).

L'auteur *définit* cette maladie presque fatalement mortelle, observée pendant les premières semaines de la vie : 1° au point de vue *clinique* par une *coloration* plus ou moins bronzée de la peau, et de l'*hématurie* ; 2° au point de vue anatomo-pathologique par un épanchement d'hématies dans les tubes du rein.

Cette étude porte sur 28 cas.

L'*étiologie* en est inconnue.

Les *symptômes* sont divisés en deux périodes :

1° *Période prodromique.* Pendant 1 ou 2 jours, l'enfant est agité ; il crie, refuse de prendre le sein. On observe souvent des selles bilieuses, semi-liquides ou complètement diarrhéiques ; chez tous les malades du muguet, et dans quelques cas seulement des accidents convulsifs (Parrot).

2° *Période d'état.* La coloration bronzée, plus ou moins foncée, est diffuse sans altération de la peau. Ce signe, avec 'hématurie et surtout un affaiblissement progressif, constitue tout l'ensemble symptomatique de cette maladie.

La *marche* est progressive, sans rémission.

La *durée* toujours courte ne dépasse pas 3 à 4 jours.

La *terminaison* de beaucoup la plus ordinaire est la mort (25 fois sur 28 cas.)

Anatomie pathologique. C'est dans dans la *couche de Malpighi* que réside la matière pigmentaire.

Les organes respiratoires ne présentent pas de lésion constante. Dans l'appareil digestif et les annexes se trouvent du *muguet* et des matières bilieuses ; à la surface de l'intestin la péritoine présente des taches d'un brun violacé.

Le *foie* présente toujours de la congestion, et la vésicule biliaire est toujours remplie.

La *rate* est sèche, grenue, friable, uniformément noire.

Les *ganglions lymphatiques, mésentériques et autres* paraissent normaux. Dans les centres nerveux on observe souvent de la congestion (Charrin), rarement des foyers de ramollissement (Parrot).

L'état du sang est profondément modifié. D'une couleur noir sépia, ce liquide ne s'hématose plus par l'agitation à l'air; 12 fois sur 13, on trouve une exsudation dans le péricarde qui donne à la sérosité une couleur qui rappelle celle du café ; on y trouve une notable quantité d'hématies.

Appareil urinaire et annexes. Les *capsules surrénales*, à part un certain degré de congestion à la région médullaire, se sont toujours montrées saines. »

Les reins sont profondément altérés. La substance corticale, ainsi que les colonnes de Bertin, présentent une coloration qui varie du jaune brun au marron. Les pyramides, toujours plus foncées, sont presque noirâtres ; au microscope, on trouve du sang dans les tubuli (*tubulhématie rénale de M. Parrot*).

L'auteur fait enfin le diagnostic d'avec l'ictère et les cyanoses, surtout par la rapidité de la maladie bronzée .

Le *pronostic* est toujours très-grave.

Le *traitement* à peu près nul.

Nous n'insistons pas sur la valeur de ces faits au point de vue de leur ressemblance avec la maladie d'Addison chez les adultes. Il nous suffi de les mentionner.

IV. Enfin nous rangerons parmi les *formes latentes* l'observation de M. le docteur Kebich (1) qui se rapporte à une maladie bronzée d'Addison sans mélanodermie, sans douleur dans la région des reins, et bien plus encore les faits présentés à la Société Anatomique, dont parle M. Cornil. Dans ces faits l'altération surrénale n'a été reconnue qu'à l'autopsie.

Dans cette même série nous rangeons les cas de lésion des capsules surrénales sans mélanodermie, qui sont énumérées dans le troisième tableau de M. Ball (Dict. Encyclop.) On y trouve :

(1) A. Laveran. Mémoire cité.

Dégénérescence amyloïde des capsules surénales et tubercules de plusieurs autres organes.... 3
Dégénérescence amyloïde simple............ 3
— de nature inconnue......... 3
Hémorrhagie d'une capsule surrénale........ 3
Kystes séreux........................ 1
Inflammation simple.................... 1
Congestion et ramollissement typhiques...... 1
Ramollissement de nature inconnue (Monneret). 1

A la suite de ces faits sont rangées les observations de malades présentant des lésions de tuberculisation des capsules surrénales :

Induration simple....................... 5
Tubercules des capsules surrénales......... 6
Dégéréscence caséeuse.................... 14
— scrofuleuse.................. 1
— calcaire.................... 1
Ramollissement puriforme................ 1

FORMES EXCEPTIONNELLES

Nous rangeons sous ce titre les affections assez nombreuses qui ne présentent de mélanodermie et autres véritables symptômes de la maladie bronzée d'Addison que d'une façon tout à fait exceptionnelle. Ce ne sont pas de véritables maladies d'Addison.

I. Au premier rang se place le ***cancer des capsules surrénales***. — Parmi les 73 observations de lésion des capsules surrénales relatées par M. Ball et n'ayant pas été annoncées par le symptôme mélanodermie, se trouvent 33 cas de cancer de ces petits organes. Au contraire, parmi les 183 faits de cachexie d'Addison avec coloration surrénale, il ne se trouve que 7 cas de cancer des capsules surrénales. Ces derniers faits ont présenté pendant la vie des symptômes tels que M. Ball a pu douter de l'authenticité des cas dans lesquels on a trouvé réunis la cachexie bronzée et le cancer des capsules surrénales. Nous ne pouvons mieux faire que de rapprocher ici ce que disait M. Ball dans sa leçon d'ouverture du cours de clinique de la Pitié : « On ne trouvera pas un seul fait authentique pour démontrer la conciliation de la maladie d'Addison avec le cancer des capsules surrénales. Les faits extrêmement rares qui viennent déposer en faveur de cette idée nous paraissent se rattacher à l'altération lardacée. D'un autre côté, le cancer des capsules (sauf les cas douteux), coïncide toujours avec des lésions cancéreuses des divers autres organes et principalement de l'estomac. Nous croyons

(1) Gazette des hôpitaux, 69-70. — Loc. citato.

donc pouvoir établir *que, lorsqu'il existe un cancer des capsules on ne doit pas s'attendre à rencontrer les phénomènes qui caractérisent la maladie d'Addison.* »

Dans son remarquable article du Dictionnaire encyclopédique, M. le Dr Ball reproduit ces conclusions :

1° Que le cancer des capsules coïncide toujours (ou presque toujours) avec d'autres cancers et plus spécialement avec ceux de l'estomac ;

2° Que le cancer des capsules ne coïncide jamais (ou presque jamais) avec la cachexie surrénale.

M. Ball fait ensuite la critique suivante des observations de maladie bronzée d'Addisonavec une lésion anatomique présentée comme cancer des capsules surrénales.

« Les quatre premières observations (tabl. 1, obs. 8, 9, 11, 12), sont tirées du mémoire d'Addison et n'appartiennent évidemment pas à la maladie qui porte aujourd'hui son nom. Ni la couleur de la peau, ni les autres symptômes ne correspondent à l'ensemble symptomatique que nous avons décrit plus haut. Aussi tous les auteurs anglais sont unanimes sur ce point.

L'observation 137, qui appartient à Pitman, n'est évidemment pas un cas de cachexie d'Addison. L'âge de la petite malade, l'apparition prématurée de poils courts et noirs sur toute la surface du corps, enfin la marche de cette affection singulière, suffisent pour montrer qu'il s'agit là d'un fait dont il est peut-être difficile de préciser aujourd'hui la nature, mais qui bien certainement ne saurait se rattacher à l'affection qui nous occupe.

L'observation de Gage (tabl. 1, obs. 182), ne doit évidemment pas être prise en considération, puisque l'examen histologique n'a pas eu lieu. Il est donc impossible de savoir si l'altération des capsules était bien réellement cancéreuse : nous sommes disposé à croire qu'il s'agissait plutôt d'une altération lardacée.

Nous restons donc en présence de deux faits seulement : l'un d'eux appartient à Mettenheimer (obs. 29), l'autre à M. Duclos (obs. 111). D'après la couleur de la peau et l'ensemble des symptômes, nous croyons que ces deux observations rentrent effectivement dans le cadre de la maladie d'Addison. Mais l'examen histologique n'a été pratiqué ni dans le premier cas ni dans le second, et Mettenheimer est si peu convaincu de ce qu'il avance, qu'il dit avoir trouvé une altération *tuberculeuse et cancéreuse* du poumon gauche! Il faut donc laisser encore ce fait de côté. Quant aux lésions des capsules, étudiées à l'œil nu par M. Duclos, elles correspondent très-exactement à l'altération lardacée qui présente extérieurement une assez grande analogie avec le cancer ; en effet, il est dit que la surface de ces petits organes était inégale et bosselée et qu'à la coupe ils offraient un tissu dur, lardacé, criant sous le scalpel. Pour beaucoup d'anatomistes, ce seraient précisément les caractères du squirrhe ; aussi comprend-on très-aisément l'erreur commise et que le microscope seul pourrait faire éviter.

Ajoutons enfin que les deux observations que nous venons d'analyser seraient les seules jusqu'à présent connues où le cancer des capsules ait existé isolément, car partout ailleurs il coïncide avec des altérations semblables dans d'autres organes.

Nous croyons en avoir dit assez pour prouver que, jusqu'à nouvel ordre, les règles que nous avons posées plus haut doivent être interprétées dans le sens le plus absolu. Pour les infirmer, il faudrait s'appuyer sur des faits bien authentiques et scrupuleusement observés.

En résumé, « la maladie d'Addison, qui présente une affinité non douteuse avec la diathèse tuberculeuse et les affections voisines, semblent au contraire se trouver jusqu'à un certain point en antagonisme avec le cancer. Quant à ses rapports avec l'intoxication palustre, ils ne sont nullement démontrés. »

Quelques auteurs admettent cependant des mélanodermies cancéreuses, parmi lesquelles ne sont pas comprises les colorations jaune paille généralisées, mais bien des taches diffuses plus ou moins comparables à celles de la maladie bronzée d'Addison.

Dans sa thèse de 1866, Landois a rangé, parmi des mélanodermies cancéreuses, des cas qui ne pouvaient être attribués qu'à la maladie d'Addison (Fabre).

Toutefois, les auteurs qui admettent la mélanodermie cancéreuse reconnaissent que cette coloration cutanée est rare, même dans le cancer des capsules surrénales.

Quoiqu'il en soit, lorsqu'elle existe, cette mélanodermie se produit de deux façons :

1° *Indirectement*, dans les cas où le cancer atteint d'emblée ou consécutivement les capsules surrénales et le grand sympathique abdominal (?).

2° *Plus directement*, quand la cachexie cancéreuse a profondément altéré le sang et la nutrition du tissu, quand il y a à la fois des tumeurs mélaniques et de la mélanémie.

La mélanodermie formée suivant le premier mode et celle qui est formée suivant le second, se rapprochent de la même manière que la maladie bronzée d'Addison véritable de la pigmentation des phthisiques.

Cette forme de mélanodermie se trouvant toujours très-secondaire par rapport à l'affection cancéreuse qui la domine, il n'y a pas lieu d'en donner une étude de *symptomatologie*.

La *diagnostic* se fait d'avec la maladie d'Addison :

1° Par les symptômes : dans la maladie d'Addison qui se rapproche cependant de l'état cachectique des cancéreux, on observe moins d'amaigrissement, une faiblesse beaucoup plus grande, plus rapide, une répugnance absolue pour toute alimentation.

Au lieu du symptôme douleur si caractéristique du cancer, on trouve dans la maladie d'Addison un état d'accablement indolore, qui donne au malade une apparence de calme, d'indifférence, qui ne rappelle en rien l'épuisement dû aux douleurs excessives des cancéreux.

2° Par *l'état des muqueuses* accessibles à l'exploration, qui ne présentent jamais de plaques pigmentaires dans la mélanodermie cancéreuse.

3° Enfin, cette mélanodermie ne survient que dans la *période ultime* du cancer, alors que les autres signes et la marche de la maladie ont déjà fourni plus ou moins d'éléments de diagnostic.

II. Sur la MÉLANODERMIE DUE A LA MALARIA, nous ne dirons que peu de chose.

La mélanodermie, dans ce cas, n'existe que s'il y a déjà « mélanémie. » On sait que cette mélanémie est caractérisée par l'accumulation dans le sang et les viscères de granulations et d'amas de granulations pigmentaires.

Depuis les travaux de Meckel, de Virchow, de Trousseau et de Frerichs, le rapport étroit de la « mélanémie » avec la « fièvre intermittente » est admise par tous les auteurs. Du côté de la peau, la mélanémie produit une « couleur cendrée » lorsqu'elle est légère, d'un brun gris sale ou même d'un « jaune-brun foncé » lorsque la mélanémie est intense. Du côté des organes, elle produit des accidents qui peuvent se rapporter à quatre types différents :

1° Forme cérébrale ; 2° forme abdominale ; 3° forme albuminurique ; 4° forme anémique.

Le caractère le plus important est que le pigment ne s'accumule ni dans le derme, ni dans l'épiderme, ni dans le corps muqueux de Malpighi ; « la coloration ne se traduit que par transparence » et seulement en raison de la transparence de la peau ; aussi arrive-t-il dans bon nombre de cas de mélanémie que la peau, loin de présenter une couleur foncée anormale, ne présente qu'une pâleur anémique.

III. Nous n'insisterons pas sur la MÉLANODERMIE PHTHIRIASIQUE. Nous renvoyons à ce que nous avons dit plus haut sur ce sujet. C'est la plus fréquente des « pseudo-mélanodermies (1). Pour résumer, nous citons M. Fabre :

« Une teinte bronzée, diffuse, plus accusée sur les régions du corps qui sont à l'abri de la lumière et des frottements, presque toujours un prurigo concomitant, souvent des excoriations épidermiques et toujours des poux en grand nombre, sinon actuellement, du moins dans un passé récent : Tels sont les principaux caractères de la « mélanodermie phthiriasique. »

Elle diffère de la mélanodermie de cause interne en ce qu'elle est compatible avec la santé ; que ni la face, ni les mains, non plus que les muqueuses, ne sont envahies par la pigmentation et qu'elle tend à disparaître dès que les parasites sont détruits.

(1) C'est pour nous conformer à l'usage que nous rangeons cette pseudo-mélanodermie parmi les formes exceptionnelles de maladie d'Addison. Cette maladie, ainsi que toutes celles qui suivent, sont pour nous complètement distinctes de celle d'Addison.

(2) Thèse citée, p. 103.

IV. Nous citons seulement pour mémoire la MÉLANODERMIE observée une fois par M. Fauvel (1) à Constantinople (1863).

Il s'agit d'un homme de 28 ans, briquetier. Après avoir eu des accès de fièvre intermittente et un ictère, il est atteint de mélanodermie. Celle-ci débute par la face et les membres, se généralise en prenant une couleur charbonneuse; la muqueuse buccale est fortement colorée. —Quelques sueurs nocturnes apparaissent qui cèdent au sulfate de quinine. — Le sang demeure toujours normal ; enfin on note de l'affaiblissement, de l'anémie. Un vésicatoire appliqué sur la région splénique donne d'abord une cicatrice rosée dont la teinte tranche sur la couleur générale. Au bout de deux mois, cette cicatrice est plus foncée que tout le reste de la surface cutanée.

Plus tard l'appétit est vorace, les digestions bonnes et la couleur de la peau pâlit.

M. Jaccoud, dans un article de la *Gazette hebdomadaire* (2), cherche à rattacher ce cas à la maladie d'Addison; M. le professeur Tardieu le rapproche de la « nigritie; » mais la « nigritie » survient le plus souvent sous l'influence d'une émotion morale vive ; son apparition n'a aucun retentissement fâcheux sur l'organisme ; de plus, une fois développée, elle serait persistante.

Pour nous, nous enregistrons le fait sans l'apprécier.

V. Nous pourrions encore ranger parmi les formes exceptionnelles les observations de mélanodermie sans lésion des capsules surrénales relatées dans le deuxième tableau de l'article de M. Ball, dans le Dictionnaire encyclopédique. Nous dirons seulement 6 que de ces observations se rapportent à la pigmentation cutanée des phthisiques, 1 à l'adénie, 5 à des cancers arrivés à la période ultime, 3 à des affections du foie, dont 2 cirrhoses, et la troisième des abcès multiples du foie, enfin une est donnée sous le nom de maladie aiguë intermittente, et la dernière comme consécutive à un eczéma généralisé. Mais toutes ces maladies ne nous paraissent avoir de commun avec la véritable maladie bronzée d'Adisson qu'une simple apparence.

(1) Mémoire lu à la Société impériale de médecine, dans la séance du 4 septembre 1863.

(2) Gazette hebdom. n^os des 1er et 8 janvier 1864.

Paris. A. Parent, imprimeur de la Faculté de Médecine, rue M^r-le-Prince, 31.

Paris — Typ. A. Parent, imprimeur de la Faculté de Médecine, r. M.-le-Prince, 29-31

www.ingramcontent.com/pod-product-compliance
Ingram Content Group UK Ltd.
Pitfield, Milton Keynes, MK11 3LW, UK
UKHW021102260726
13994UKWH00002B/647

9 782329 128252